生命倫理の問題と人間の生き方

行安　茂著

北樹出版

目次

第一部　生命倫理の諸問題

1　なぜ、今、生命倫理が問題か……七
2　個性をどう考えるか……一三
3　現代社会と人間性の回復……一九
4　脳死は人の死か……二六
5　なぜ臓器提供者が少ないか……三一
6　臓器移植と道徳的判断……三六
7　利己主義と利他主義……四一
8　医師と患者の家族……四六
9　合理主義と感情……五一
10　与えることは損であるか……五五
11　宗教とは何か……六〇
12　倫理と宗教……六五
13　現代社会とストレス——心の平静の問題——……七七
14　人生の転機と二十代……八五

第二部　現代社会と人間の生き方

1　人間とは何か……九七
2　人間性と逃避……一〇三
3　逃避から自己実現へ……一〇七
4　過保護と自己実現……一一一
5　自己実現へのチャレンジ……一一八
6　自己実現と利己主義……一二三
7　功利主義の人間観──ベンサムからシジウィックへ──……一二八
8　理想主義の人間観──T・H・グリーン──……一三四
9　理想主義の人間観──C・ヒルティー──……一四〇
10　プラグマティズムの人間観──デューイ──……一四六
11　自由と責任……一五四
12　民主主義と正義……一六一
13　二十一世紀と日本人の課題……一七一
あとがき……一八七
参考文献……一九〇

第一部　生命倫理の諸問題

1 なぜ、今、生命倫理が問題か

医学がそれこそ日進月歩の速さで進歩してきたために、死とは何かという議論が社会の関心となってきた。その発端は脳死が人の死であるかという疑問にある。今までは人の死は心臓死であるという考えが人々に受け入れられ、定着していた。ところが、医学の進歩により脳死も死であると医学界では認められてきた。そして脳死の状態にある人はほとんど心臓死に至るというのが今日の医学界の共通認識である。死が二種類に分かれたためにどの死が人の死であるか、という疑問が人々の間に起こってきたのである。さらに、人工呼吸器の開発によって、脳死の人でもこれを取りつけることによって心臓死を延長することができるようになった。庶民感覚からすれば、人工呼吸器の取りつけによって脳死状態の人の心臓が動いておれば、その人は生きているという考えを否定することはできない。そのために「脳死は人の死ではない」という反対論が起こるのである。

問題はさらに発展する。脳死状態の人から臓器を摘出し、それを必要としている患者にその臓器を移植すれば、その患者は助かるということがわかってきた。欧米では臓器移植は日本よりも進んでいるといわれる。しかし、日本においては、脳死の人から他の患者（レシピエント）に臓器を移植することは簡単ではないというのが今日の状況である。なぜかといえば、脳死を人の死と認めない人の立場から見れば、脳死患者は死んでいるのではなくて、生きているからである。生きている人から臓器を摘出し、それを他の患者に移植することは、もし脳死患者およびその家族の同意がなければ、人権侵害である。それは殺害行為に通ずる。臓器移植法（一九九七）が制定された背景には以上の問題があった。この法律は臓器移植を必要とする患者を救済するために制定されたが、その運用に当たっては脳死患者とその家族に対する十分な配慮が必要とされた。

全国の大学病院、その他の病院において「倫理委員会」が設けられたのは、以上の問題に対応するためである。この委員会は脳死患者からの臓器摘出についてのみならず、「健康な人から小腸の一部を摘出して移植する生体小腸移植についても、年内に学部内の倫理委員会に申請する方針」（『山陽新聞』平成十一年十一月十三日）のように、「健康な人」も臓器摘出の対象となるに至っている。「倫理委員会」の責任は大きいのである。この委員会は医学の専門家からのみならず、倫理学または哲学、法学（民法）等の分野の専門家からも構成されている。そこでは申請されてくる臓器移植の可否についての判断が求められる。この判断は問われている臓器移植の実施の可否についての判断であり、これは医学、倫理学、法学等の立場から議論の上、求められる合意である。この合意形成のためには、医学と哲学、医学と法学との相互理解による協力が不可欠である。しかし、哲学や倫理学の専門家が、高度に発達した医学の専門分野を十分理解することは不可能に近い。逆のことは医師についてもいえるかもしれない。こうした困難はあるにせよ、両者の側から互いに共通の関心となる問題領域は存在する。それは生と死をめぐる価値観の問題である。ある医師は、医療と倫理的判断との関係について次のような問題を提起している。

さまざまな薬を用い、体のあちこちに管を挿入し、人工呼吸器を装置して少しでも延命を図るということ自体は技術的にさほど困難なことではない。しかし、そうすることがはたしてよいことなのかどうかについては、技術は決して答えてくれないのである。節度を保つためにはどのような形であれ倫理的価値判断が必然的に関わってくる。もちろん、完成された理想の倫理体系などありはしない。しかし、古今東西の先哲が残したおびただしい思索こそが我々に自由と秩序を与える原動力となったのであり、今なお多くを我々に教えてくれる。
私自身、教養としての倫理学や哲学は習った記憶があるが、それがいかなる意義を持つかということについては臨床医学の現場で思い悩むことによって初めて知ったような気がする。どうしてこの方面に関心を持つのかとしばしば問われるが、自分としては違和感は全くない。むしろ今では言葉として意識しているかどうかはともかく、社会に生きている以上、どんな人でも必ず何らかの哲学を持っていると信じている。自由がある以上、無数の選択が存在するのであり、その選択のよりどころは自己の哲学以外にないからである。(1)

確かに、哲学や倫理学の意義は、大学を卒業した後、就職してから仕事や人間関係の悩みに直面したときに、思い出されるであろうが、多くの人は哲学や倫理学の議論は現実の生活や仕事とは直接的関係をもっていないと考えるのではないだろうか。この点、この医師は医療倫理の必要を認識しており、注目される。しかし、「古今東西の先哲」の中には、現代の医療現場の要求に必ずしも答えてくれない「先哲」も少なくない。たとえば、近代哲学の祖といわれるデカルトは、梅原猛からみれば、脳死を人の死として認める現代医学の理論と一致する哲学者である。(2) デカルトは「我思う、故に我あり」という命題を確立した。これは思惟が存在を決定することを意味する。思惟を失った人間は、もはや人間として存在の意味を失う。人間は考えることができる能力をもつ限りにおいてその存在の意義がある。ところが、脳死は思惟機能を失っており、やがて心臓死に至ることは時間の問題である。この間において諸臓器は生きているが、脳は死んでいるから、デカルト流にいえば、人間は存在してはいない。しかし、現代医学はこの生きた臓器を摘出することによって、それを必要とする別の患者に移植することによって、この患者の生命を救済しようとする。ある人の脳死はこのようにして生かされるが、問題はその人が脳死を人の死と認めるかどうかである。これはデカルト哲学によっては答えられない問題である。梅原猛はデカルト哲学の重大な欠陥は、「それが生命という概念を欠く」ことにあるとし、次のようにいう。

脳死者を死者とすることは、理論的にも結局思惟をもたない生命の存在を認めないことになり、動物や植物の生命を認めないことに通じる。植物というのは脳をもたず、始めから脳死状態のような生物ではないか。そういう生物にもその生存を維持する、まだ人類にはよく分からない生命の秘密が隠れているのである。そういう生命への畏怖ということが新しい哲学の原則にならなくてはならないが、脳死を死と認め移植を推進する人には生命への畏怖という観念がほとんどないのが大変心配なのである。(3)

このように論ずる梅原は「新しい哲学」を提案するが、これがいかなるものであるかについては詳しく述べていない。それは生命への畏怖を中心とした哲学であろうが、そうだとすればそれはシュヴァイツァーの「生命への畏敬」の哲学に通ずるものがあるようにみえる。ただ、梅原は仏教に関心をもっており、自利利他の行としての「菩薩行」を主張しているところを見ると、キリスト教信仰を基礎とするシュヴァイツァーの立場とは違っているとみなければならない。柳田邦男は梅原猛との対談の中で、新しい哲学への期待を次のように述べている。

このような状況で、いま非常に重要だと思うのは、第一に哲学や宗教をもっと優位に置くべき学問として復興しなければならないこと、第二に人間は一人ひとり個別性を持った存在であり、その人が持っている実体験、実人生を尊重する哲学、教育、医療を確立していくことだと思います。
人は人生で様々な体験をし、いろいろな考えを持ち、それによってその人の個性がつくられます。ですから、人の最期をどう考え、脳死をどう受け入れるかということも、その人の極めて実体験的な文脈のなかで選択されていくべきものだと思います。

しかし、その選択はまったく恣意的であってはいけない。個別的であっても社会に受け入れられていくようにするには、個性を持った人間の生き方をもっと大切にする哲学が成立していなければならないと思うのです。それもドイツ観念論のように大きな社会規範として人々を厳しく呪縛する哲学ではなくて、人々の個性ある生き方を緩やかに受け入れ、許容していくような哲学であってほしい。それはいい換えると、価値観の多様化の時代に対応する哲学が必要なのだと思うのです。(4)

確かに、これからの教育の課題は各人の個性を伸ばし、これを尊重することにある。しかし、日本の社会においては個性を敬遠する文化的雰囲気がある。「出る釘は打たれる」という諺があるように、個性的行動は嫌われる傾向がある。「和を以て貴しとなす」という伝統が生きているためか、対立や議論を好まず、調和が求められる。従って異なった意見を出すことを控え、有力な発言に同調するように強いられる文化的雰囲気がある。それゆえ、「個性を持った人間の生き方をもっと大切にする哲学」が望まれるけれども、その確立は決して容易ではない。ところで、「個性を持った人間の生き方」とはどういう意味であろうか。個性が現れるのは行動においてであるが、とくに医療現場において個性を大切にすることとは何であろうか。医師である星野一正（日本生命倫理学会代表理事）は日本人は「周りの人がすることに倣って自分もしなければ、村八分になる傾向がある」とし、自立心の大切さを主張する。彼がこのようにいうのは、「生体肝移植を受けていない患児を持つ親が世間から『なぜあなたは子供に肝移植をしてあげないのか』というような目で見られるのではないか」というプレッシャーを恐れる人々が決して少なくないからである。(5)子供に親が肝移植をするかどうかは、親自身の決定する問題であって、世間の評判によって左右される事柄ではない。しかし、世間の目を気にしながらものごとを決めるやり方は日本の社会では至るところで見られるが、これは一歩誤れば無責任に通ずる。脳死を人の死として認めるかどうかも本人が自己決定することであって、他の第三者が介入する問題ではない。星野はこのように考え、次のようにいう。

わが国では一般に、人々がもっと自立心をもって、自分のことは自分で決めるという習慣を身につけていかなければならないのではないだろうか。さもなければ、これからの国際社会で諸外国の人々と対等に付き合っていくことはむつかしい。国際的活動をするためには、自分の意見をしっかり持つことがますます大切になっていくのである。また、周りの人たちも、他の人の個人的な意思決定については、干渉をやめ、その人に任せてそっとしておいてあげるようになることが必要なのではないだろうか。(6)

以上、私は生命倫理学の問題の一端を瞥見してきた。生命倫理学の問題は脳死、臓器移植、安楽死、自殺等の外、避任、妊娠中絶、人工授精、体外授精等に及ぶが(7)、本書においては脳死と臓器移植との関係を中心にし、生と死について考察を深めていきたい。その場合、倫理学がこれらの問題の解決についてどのような答えを与えるかについて考えてみたい。本書は、問題解決のマニュアルを示すことではなくて、生命倫理の諸問題についていろいろな視点から考え、問題の所在を明らかにし、その解決の仕方を示し、それがどのような問題をさらに含んでいるかを検討することを目的としている。こうしたプロセスを通して、ものごとをできるだけ広く、かつ深く考えることが生命倫理学を学ぶためだけでなく、二十一世紀の諸課題に対処するためにも必要であると私は考えている。

註

（1）井上徹英（北九州総合病院、救命救急センター長）「危機の時代」理想主義学会発表レジュメ、神田学士会館、二〇〇〇年、三月二十日。
（2）梅原猛『脳死は本当に人の死か』ＰＨＰ研究所、二〇〇〇年、三六―三八頁。
（3）同書、四五頁。
（4）同書、一五五―一五六頁。
（5）星野一正『医療の倫理』岩波新書、一九九六年、一九四頁。
（6）同書、一九六頁。
（7）加茂直樹『生命倫理と現代社会』世界思想社、一九九一年、六頁。

2　個性をどう考えるか

個性的な生き方が問われる今日、まず明らかにすべきことは、個性とは何か、ということである。個性を意味するindividualityは、inという否定語とdivide（分ける）という語との結合であり、文字通り解釈すれば「分けることができないこと」を意味する。「分ける」とは量を予想している。「分けることができないこと」は、ものごとの質を意味していると考えることができる。人間の場合でいえば、それは人間の固有性、他の人間とは違った独特なものを意味することになる。それは分割して人に与えることのできないものという意味をもつ。その人固有に備わったものを意味するとも考えられる。いずれにせよ、個性は人間本性を考察することなしには理解できない特質である。

さて、個性を論じた思想家としてまず思い出されるのはＪ・Ｓ・ミルである。彼は個性の発展を幸福の本質的要素と考える。個性を発展させるためには人間性が考察されなければならない。ミルは人間性を知的部分と衝動的あるいは欲求的部分とに分ける。個性の発展はこれら二つの部分を調和的に発展させることを意味する。知的部分とは観察、判断、識別感情、知的活動、道徳的選好等である。もう一つの部分は衝動や欲求である。これらを発展させることとは何であるかといえば、知的諸能力を働かすことであり、衝動や欲求を自分のものとすること、すなわちこれらを生かすことである。衝動や欲求が生かされるかどうかは知性や良心にかかっているとミルは考える。では何のために知的道徳的能力は働くのであろうか。その目的は何であろうか。ミルは「諸能力は他人がそれをなしているからという理由だけで何かをなすことによっては全然働かされない。[1]」という。彼は「自分で計画を選ぶ人はすべての彼の能力を用いる。[2]」ともいう。要するに、能力が働くのは、各人が自分で「計画」を立て、これを遂行するときである。ミルは「何かをなす」とか「計画」という言葉を使っているから、それによって達成される目的を考えていることは明らかである。ミルにとって問題は「人々が一般に目的に対して無関心」であるということにあった。ミルが「強い衝動は悪用に転じられるかもしれないが、多くの善は、怠惰な、無感動な本性からよりも精力的な本性から常につくられよう[3]」というのは、目的への無関心が問題であったからである。

以上のことから個性をもった人とは衝動や欲求をもった人であるということができる。個性的な人とは衝動あるいは欲求が向かう目的をもっている人、いいかえれば何かを求め、それを達成したい強い意志をもっている人である。ミルはこのような力をもっている人は性格をもっている人であるという。個性をもつとは性格をもつことと同一の意味である。ただ注意すべきことは、性格は先天的に考えられたものではなくて、衝動あるいは欲求が知性によって方向づけられた、いわば第二の天性というべきものである。性格は形成されたものであって、生まれつきの固有のものでもなければ不変のものでもない。従って、個性も固定したものではなくて、形成可能なものである。ミルが「個性の自由な発展」というのはそのためである。「自由な」というのはこの発展を妨げる社会的障害が存在するからである。また、個性が発展すると考えられるのは、ミルが人間性を弾力的に見ているためである。「弾力的」といわれるのは、人間性がダイナミックに成長する力を秘めていると見られているからである。ミルが人間性を成長する樹木にたとえ、次のようにいうのはそのためである。

人間性はあるモデルに従って建造され、前もってそのために定められた仕事をするようにセットされた機械ではなくて、それを生きたものにする内的力の傾向性に従ってあらゆるところで成長し、自から発展する樹木である。(4)

ミルがこのようにいうとき、われわれは個性の発展は具体的には各人によって異なった諸相を示すものと考えなければならない。なぜかといえば各人の人間性に宿る「内的力の傾向性」の強さや方向はそれぞれ違うからである。それは善にもなれば悪にも転ずる。すでに見たように、ミルは強い衝動や強い欲求からは悪よりも善がより多くつくり出されると見る。なぜかといえばより強い衝動は良心と結びつきやすいからである。この点は問題のあるところであろう。というのも良心が人間の行為を善として導くためには、良心とは何であるかが問われ、これへの答えが示されなければならないからである。この点についてはフロムの良心論は説得力がある。(5)

ミルの個性論から学ぶものは何であろうか。何よりもわれわれが注目すべきことは、人間は猿のように単に人のやり方を模倣する存在ではなくて、自ら考え、計画し、決断し、実行するところの主体的存在であると主張されていることである。もう一つ注目すべきことは、彼が個性の発展を妨げる与論や社会的不平等を改革しようとする情熱をもっていたことである。この情熱が個性の発展を促進し、こうした意見が広く行きわたれば社会的平等は一層促進されると考えたことである。ミルが『自由論』(一八五九)を書いたのは、個性の自由な発展こそが時代が要求する課題であると考えたからである。彼の自由論はT・H・グリーンによって継承され、検討された。グリーンは自我実現論を主張し、ミルが論理的一貫性において十分展開しなかった個性論を自我実現論によって再検討し、発展させた。グリーンは道徳的行為は強い性格の表現であると考える。彼は「強い性格」と「強い欲求」(偶然的欲求)とを区別する。前者は人間自身(強い意志)であり、ある目的の実現に向かって諸能力を習慣的に集中することを意味する。しかし、彼はこのように考えることによってすべての欲求を排除したのではなくて、それらの中のある欲求は自我の内容を形成するものとしてこれを採用する。いろいろな欲求の中から自我と同一視される欲求を選択する力をグリーンは「意志」とよぶ。意志は自分自身であるが、自己が自身となるのは諸欲求の中からいかなる欲求が何を目的としているかを考えることによってである。このようにして性格が形成されると彼はいう。そしてこのように形成された性格は次の選択行為に影響を与える。性格は、ミルの場合と同様にグリーンにおいても形成可能なものである。性格はグリーンにおいては人間それ自身を意味するが、敢えて性格をとりあげ、これを問題にしたのはなぜであろうか。それは性格を論ずることによって人間の個性がより明らかになるからである。グリーンが「強い性格」を「強い意志」とよび、これは「強い人間」を意味するというとき、われわれはそれによって彼が個性的人間を主張していることを認めることができる。

ここで注意すべきことが二つある。その一つは、性格の基礎に「自ら識別し、自ら追求する意識」が働いていることである。もしこのように考えられなかったならば、性格は自然主義的に解釈され、責任等を説明することができない恐れがあるからである。性格の根柢に道徳的主体を置くことによってこの恐れが解消すると彼は考えるのである。第二は、性格は環境に働きかけ、環境に反応することによって道徳的行為が成立するということである。人間は「環境の力」によって受動的に影響を受ける存在であるだけでなく、それに働きかけることによってなすべき行為を主体的に決定する存在であるとグリーンは考える。この決定を可能にするのが「自ら識別し、自ら追求する意識」である。いうまでもなく、この意識は目的としての善と悪との判断であり、何が真の善であるかを追求する意識である。

グリーンの自我実現論はデューイによって検討され、プラグマティズムを発展させる原動力となった。デューイの個性論はその平等論の中に現れているので、その一端を紹介してみたい。デューイによれば、人間が平等であるというのは、人間がすべて同じであるということを意味しない。平等とは各人がもつところの、固有の価値についていわれるとされる。この価値は人によって違う。だからこそこの価値はすべての人に共通する尺度では測定されない。それは各人の「固有の生活と成長」によってのみ測定される、とデューイは考え、次のようにいう。

それは同じであることを意味しない。それは量的に理解されてはならない。……平等は諸価値の平等であって、材料および量の平等ではない。そして価値の平等はこの理由から各個人の固有の生活と成長とによって測定されなければならないのであって、機械的な比較によって測定されてはならない。各個人は個人としてあらゆる他の個人と同じ尺度では測ることはできない。その結果、平等の外的尺度を見出すことは不可能である。具体的にいえば、ある人は多くの他の人よりはある点では優れており、他の点では劣っている。彼は、彼自身の成長の諸可能性に関して彼の諸価値が、それらが何であれ、社会組織の中で、あらゆる他の人の諸価値と同じように慎重に判断されるとき、道徳的に平等である。(6)

こうして自分の価値は他人の尺度によっては測定されないし、この逆もいえる。各人の価値はそれぞれ違う。かくして人間の平等は各人の価値の差異の上に成立しているというのである。人間の平等を認めることはこの差異を尊重することを意味する。各人が掛替えのない存在として見られるのはそのためである。人間の平等が量的観点から見ていわれるような「同じであること」を意味しないのはそのためである。

さて、デューイはこの平等論を学習論と結びつける。人間は一人ひとり能力、性格、体力等がそれぞれ違う。もし仮に人間が同一であるならば、ちょうど動物のオウムのように他者の言語を模倣するにすぎず、同じパターンの人間であるにすぎない。しかし、人間は一人ひとりの能力が違っており、優劣長短の差がある。これらの違いは、コミュニケーションを通して相手から長所を学ぶことによって自己の成長を促す、とデューイはいう。すなわち、学習がそこに成立するのである。これは人間が相互交流を通して考え、学び、自己実現をする存在であることを意味する。人間関係の意味もこうした相互交流による相互学習にあり、この学習を通して各人はますますその個性を発展させ、充実感を得ることができるのである。

以上、ミルからデューイに至る個性論を概観するとき、われわれは、柳田邦男の「個性をもった人間の生き方をもっと大切にする哲学」への期待に十分答えたとは思わないが、以上のような思想の歴史があったことを心に留めておかねばならない。とくに、個性は平等と対置される概念であり、現代の教育改革論議においても

「飛び級」が注目されている折から、さらに検討されなければならない問題である。

註

（1） J. S. Mill, *Utilitarianism, Liberty, Representative Government*, Everyman's Library, 1954, p.117.
（2） *Ibid.*, p.117.
（3） *Ibid.*, p.118.
（4） *Ibid.*, p.117.
（5） フロムは人道主義的良心を主張し、以下のようにいう。それは「われわれの固有の機能やその機能減退に対する全人間的な反応である。」（谷口隆之助・早坂泰次郎訳『人間における自由』東京創元社、一九五五年、一九二頁）「良心とは、かくしてわれわれ自身に対するわれわれ自身の反作用である。それは、われわれの真の自己の声であり、われわれをわれわれ自身に喚び戻し、生産的に生かしめ、そして十全に調和的に発展させる声」（同書、一九三頁）である。
（6） J. Dewey and J. Tufts, *Ethics*, Revised Edition, New York : Henry Holt and Company, 1932, pp.384-85.

3 現代社会と人間性の回復

現代は人間疎外の状況にあるといわれてから半世紀以上経過した。実際は、すでに十九世紀後半に人間疎外の時代がやってくると予告されていた。科学が高度に発達し、技術革新が進むと共に、人間は科学技術に従属してきた観がある。医学が進み、今や脳死の患者から臓器が摘出され、その移植が問題になっている今日、臓器提供者は平成十二年三月末現在で五例目であるにすぎない。ドナーが少ないといわれる今日、なぜドナーが少ないのか。死と生の問題を考える前に、現代社会における人間の構え(価値観)の特徴を考察しておくことは、臓器移植の問題を考える上において有益であろうと考えられる。

E・フロムは『人間における自由』(一九四七)の中で、性格に注目し、これを「非生産的構え」と「生産的構え」とに大別する。そして前者は四つのタイプに分けられる。[1] これらの中で、とくに注目されるのは「市場的構え」である。「構え」とは orientation の訳語であり、「方向づけ」の意味である。それは人間が行為をするとき、どういう姿勢や態度をとるかという問題に対する社会心理学的用語である。「市場的構え」の場合、その意味は他人の価値感に合わせて自己の行動を変え、対応する構えである。そこに求められるものは、何がよく売れるか、どんな人が魅力的かということである。「市場的構え」の人は絶えず成功を求めるが、この成功は需要と供給の不安定な条件に依存しているから、いつも失敗への恐れと流行への関心との間を動揺している。だからこの構えの人は他人の評判を気にする。表面的自己が気になっているのであって、真の自己からの逃避がその根柢を貫いているのである。要するに、自己と行為とが分離し、両者の同一性が確保されていないのである。フロムはこの点を次のように述べる。

市場的構えにおいては人は、自分から遊離した商品としての自己の力と邂逅する。彼はそのような力と一体ではなく、そうした力は彼からかくされている。何故ならば、市場的構えにあって大事なのはそれを使用する過程における自己の実現ではなく、自己を売りつける過程において成功することだからである。彼のもつ力と、その力がつくり出すものとの両方が切り離され、彼自身とは異なった何かになり、他人が判断し、利用する何かになる。このようにして彼の同一性の感情はその自己尊重と同じく不確実になる。それは、人が演じ得る役割の総計によって構成されることになる。すなわち「自分は他の人のもとめる通りのものである」ということなのだ。[2]

「市場的構え」を促進するものは、マスコミによる宣伝、情報提供等である。人々はこれらによって次第に無批判的となり、衝動的となりやすい。なぜかといえばこうした宣伝は視覚に訴える科学技術の進歩によって人々の思考を弱めるからである。その結果は、自分が本当に自分であるのかどうかわからなくなり、いつの間にか何ものかの魔力によってあやつられるようになる。フロムが「自分は他の人のもとめる通りのものである」というのはそのことを意味する。それは主体性（自分で考え、自分で判断し、自分の意志で行動を決定すること）の喪失である。現代の殺人等の犯罪が起こる原因を考えるとき、確かに「市場的構え」がその一因になっていることは否定できない。

脳死や臓器移植を考えるとき、フロムの「構え」（四つの構え）は考えさせる点が多い。脳死が人の死であるかどうかを決定するのは本人の自己決定による問題である。それは脳死患者の自由であって、他者の強制や勧告によるものではない。しかし、「市場的構え」をとる人は、世間の価値観（評判や見え、流行等）によって行動するから、自己が納得する論理で行動しているわけではない。脳死は他人の評判や自分の見えとは無関係であるように見えるけれども、脳死を人の死として直ちに認めることができない場合には、本人は別の価値感をもっていると考えざるを得ない。そうだとすれば、見えなどにかかわる、自分へのこだわりの気持ちが脳死を人の死として認めない判断の中へ介入しているといわざるを得ない。臓器移植の場合は、すでに紹介した星野一正が指摘したように、もっとはっきりと「市場的構え」に似た行動が出る。すなわち、子供にある臓器移植が必要とされる場合、その親が該当する臓器を子供に移植するかどうか迷っているとき、近所の人か知人が「あなたは、自分の子供になぜ自分の臓器を提供しないのですか。新聞やテレビでは生体肝移植のことが報道されているではありませんか。」といわれたら、その親は世間の手前もあるから「そうしようか」と臓器移植に半ば不本意ながら同意するかもしれない。とくに、日本では「恥の文化」によって行動するパターンが多く見られるから、このような同意は決して珍しくはない。
フロムは「市場的構え」の非生産性に対して「生産的構え」を主張する。この構えは「生産的性格」から生まれるものであって、その特徴は生産的活動にある。この活動は経済的活動というよりはもっと深い、人間性の活動を意味する。また、「活動」の意味も単に身体的活動のみでなくて、知的創造的活動でもある。フロムは生産性の意味について次のように述べる。

生産性とは、自己の力を用い、自分にそなわった可能性を実現するという人間の能力のことである。もし、彼は自らの力を利用しなければならないとすれば、それは、彼は自由でなければならず、彼を統制する力に頼ってはならないという意味である。それは、また、彼は理性によって導かれるという意味でもある。彼は自分の力が何であるか、それをどのようにして用いるか、何のために用いるかを知りさえすれば、それを用いることができる。(3)

フロムは人間の本性を生産的と見る。それが非生産的であるようにみえるのは、理性が十分働いていないために、人間の本性に気づくことができないからである。大切なことは理性が表面的見方や感覚的受容のレベルを打破して人間性を深く洞察することである。そうすれば、生産的活動が人間性の真理であることを発見することができると彼はいう。ここで注目すべきことは、この真理は単に知的に認識されるというよりは体験されるものであるということである。体験とは全自己の体験の意味であり、心身が一つになって知り、感ずることを意味する。彼はこの点を次のように述べる。

生産性とは、人がその力の具現として、また『行為者（actor）』として体験することであり、自己と自己の力とが一体であると感ずる体験であり、同時にその力が隠されておらず、彼から遊離していないと体験することである。[4]

フロムは生産的活動は理性と愛とから成るという。彼が「愛」を人間性の重要な要素と見るのは、愛は「他人と自分とを離している壁を打ち壊し、相手を了解することを可能にさせる。[5]」からである。理性は、すでに見たように、事物の表面をつき破り、対象の本質を把握する能力である。しかし、それだけによっては事物と人間、他者と自己との一体感を成就することはできないとフロムは考える。生産的活動は愛を不可欠とするというのである。では愛とは何であろうか。それは「生産的愛」を意味するのであって、「受容的構え」に見られる愛とは全く異なるものである。フロムはこの構えの愛を以下のように説明する。「この構えにおいては、愛の問題はほとんどいつでも『愛されること』であって、愛することではない。この構えをもつ人びとは、愛の対象をえらぶのに無分別でありやすい。誰かに愛されるということはかれらにとっては、自分に愛をあたえてくれ、またはそのようにみえる誰にでも、何にでも『参ってしまう』という圧倒的な体験だからである。かれらは愛を受ける者がいつも体験する、相手の逃げ腰と冷淡さとに対して非常に敏感である。[6]」

生産的愛は、他者から愛されるのを待つというような受動的愛ではなくて、積極的愛である。フロムはこの愛の特徴として「注意、責任、尊敬、知識」をあげる。愛とは相手に対する注意と関心であり、これは相手に対する責任、そして尊敬と結びつく。しかもこれらは相手をよく知るということと不可分である。要するに、生産的愛とは相手に対する関心から始まるところの知的道徳的活動を意味するのである。

フロムの生産的愛は臓器移植を有利に導く一つの視点であるようにみえる。しかし、人間は脳死になる可能性をもっているとはいうものの、知的に普通の状態において、脳死になったときの自分の臓器を、それを必要とする患者に提供する意志を示すことができるであろうか。生産的愛がそれほど強く働くであろうか。なぜこうした疑問が起こるかといえば、人に対する愛と自分に対する愛とは質を異にすると考えられるからである。と同時に、自己への執着があって、そう簡単に自分の身体の一部を人に与えることには強い抵抗があることも否定できないからである。愛は、本来、人への愛と自己愛（self-love）とに分かれるものであろうか。フロムはそうではないとし、「他者への愛と自分自身に対する愛とは二者択一的なものでなく、逆にすべて他者を愛することのできる人たちのうちには、自分自身を愛するという態度が見られるのであろう。[7]」という。彼はこのように考え、人を愛することと自己愛とは、本来、一つであると主張する。われわれが愛を二つに分けて考えるのは、愛の向かう対象が相手と自分とに分かれていると考えるからである。いずれの方向に向かうにせよ、愛するという働きは自己の働きであり、人を愛するにせよ、自分を愛するにせよ、愛は同一である。それがそうでないと考えるのは、相手に向かう愛は、自分にとってなぜか損失であり、自分自身に向かう愛は得（利益）であると考えられるからであろう。これは愛を量的に考える習慣である。もし愛を質的に考え、その質のレベルを高めるならば、愛は一つの営みとして理解されるに違いない。逆に、人を傷つけることは自分自身を傷つけることである。しかし、この事実が十分理解されないのは、人を傷つけることが直接的に自分自身を物理的に傷つけるとは限らないからである。加害者の良心が傷つけられない限り、自分が傷つけられたとは感じないからである。人を愛することも同じようにして結局は自分自身を愛することに外ならないのである。フロムはこれを次のように述べる。

たとえ一人の人が他人に対して破壊的であると見えても、その人は他人を侵すのと同じように自分自身における生命の原理を侵しているのである。宗教的には、この原理は、人間は神の似姿として創られた存在であるから、人間に対するどのような侵犯も神に対する罪であるといういいかたで表現されてきた。世俗的ないいかたでは、われわれが他人に対してなす一切のことは――善であれ悪であれ――またわれわれ自身に対してもやっているのだ、といえるであろう。「汝ら人に為《せ》らるるを欲せざることは、人にもなすなかれ」ということは倫理のもっとも根本的な原理の一つである。しかし、次のようにいうことも同じように正しい。すなわち、「すべて他人に対してなすことは汝自身に対してなすことである。」(8)

生産的愛の行為がこのようにして自愛の行為でもあることが理解され、確信されるならば、たとえば臓器移植への道が開かれてくるであろう。しかし、そのためには、死に直面しつつあるわれわれが他人に対して愛をどう考えるかを検討しなければ、臓器移植への同意は簡単にはできないようにみえる。

註

(1) E・フロムは谷口隆之助・早坂泰次郎訳『人間における自由』の中で、「受容的構え」、「搾取的構え」、「貯蓄的構え」、「市場的構え」の四つの構えをあげ、説明している。
(2) 同書、九七―九八頁。
(3) 同書、一〇九―一一〇頁。
(4) 同書、一一〇頁。
(5) 同書、一二四頁。
(6) 同書、八五―八六頁。
(7) 同書、一六〇頁。
(8) 同書、二六五頁。

4 脳死は人の死か

今から十数年以前、私は県内のある放送局から「脳死について学生の意見を聞きたいので十分間ほど講義の時間をいただけないでしょうか」という依頼を受けた。私は早速これを承諾し、「道徳教育の研究」（岡山大学教育学部）の講義室に記者を案内した。記者は学生に向かって次の三つの質問をし、挙手をさせた。

①脳死は死と認める
②脳死は死とは認めない
③どちらともいえない

挙手した学生は、ほぼ三分の一ずつに分かれた。記者は私に「この割合は全国調査の結果とほぼ一致する」と語った。ところが、現在ではこの割合は大きく変化している。日本世論調査会が平成十一年十月二十三日、二十四日の両日にわたって調査した結果によると、約七十二パーセントの人が「脳死は人の死である」ことを認めていることが判明した。アンケートとその回答の一部を紹介すると、次のとおりである（数字は％を示す）。

問一　脳死と臓器移植についてお聞きします。脳の機能が失われて回復不能になり、呼吸や心臓の働きが人工呼吸器によって保たれている状態を脳死と言います。あなたは、この脳死を「人の死」と認めてよいと思いますか、それとも認めるべきではないと思いますか。次の中から一つだけお答え下さい。

認めてよい　72.2
認めるべきではない　19.9
分からない。無回答　7.9

この調査結果から見ると、ここ十数年の間に、脳死を「人の死」として認める割合が約三十パーセントから七十二パーセントへ上昇していることがわかる。これが国民全体の傾向であるとは断定できないが、脳死を「人の死」として認める人が増えてきたことは確かである。しかし、二十パーセント弱の人は「認めるべきではない」と答えている以上、脳死は人の死ではないという考えが依然として人々の心の中にあることも事実である。脳死状態にある人は、人工呼吸器をつければ、心臓は働き、呼吸をする。それを取りはずせば、脳死は心臓死に至ることは間違いないと医学界ではいわれている。脳死は人の死ではないという意見について以下考えてみよう。

野本亀久雄（平成七年、日本移植学会理事長）は、脳死を「人の死」とすることに賛同しない立場の意見を紹介しているが[1]、その中から三つの意見を紹介してみよう。

その一　われわれは人工呼吸器をつけている「脳死」の人を見て、死者が呼吸をしているとは思わない。脳死の人は人工呼吸器をつけているものの、呼吸もあり、温かい。実感としても脳死を死と認めることには賛成できない。

その二　われわれが恐れるのは「脳死」を死と認めた場合の人権の侵害である。「脳死」を死と認めたら、「脳死」を宣告された瞬間に人間は物となるのである。そこにはいかなる人権も存在しない。人工呼吸器をつけることは明らかに医療行為であるが、脳死の人が死者であるとすれば、医療行為が死者を対象にして行われることになる。

その三　またこのように死の概念を変更することは「脳死」を「人の死」とすることを予想しないで立法されている多くの現行法規との整合性が問題となる。われわれは「脳死」を死と認めることによる人権の侵害を深く憂い、現行法規との整合性を心配する。

確かに、これらの意見は誰もが思いつく考えである。「その一」は庶民感覚を表しており、長い間死について抱いてきた感情である。「その二」は、脳死とはいえ、人工呼吸器がつけられている以上、人の死ではないという考えである。生きているからこそ人工呼吸器がつけられるのであって、完全な死者であれば人工呼吸器をつけるはずがないという主張である。「その三」は法体系の整備の問題である。脳死を人の死と見るかどうかは、死をどう定義するかということにかかっている。庶民の感情からすれば心臓が動き、呼吸もしていれば、この状態は生きていることなのである。医師の立場からすれば、脳死の人は確かに心臓や呼吸も機能しているが、やがて心臓死に至ることは時間（あるいは日数）の問題であるということになる。心臓死を待つか、それとも脳死を人の死と認めて、その臓器を他の患者に提供することによってその人を救済するか、問題はこの点にある。

柳田邦男（作家）は息子を脳死によって亡くした父親の立場から「犠牲」を『文芸春秋』に発表し、それを一冊の本として刊行した(『犠牲』一九九五)。この中で、彼は死を三つに分類している。第一は「一人称の死」、第二は「二人称の死」、第三は「三人称の死」である。彼はこれらについて次のように説明する。

「一人称(私)の死」では、自分はどのような死を望むかという、事前の意思決定が重要になる。多くの人々は、自分の死に無頓着で、ガンの末期になったとき延命治療を望むのか拒否するのか、脳死状態に陥ったとき臓器提供をするのか断るのかといった意思表示を、きちんと文書で用意している人は少ない。それでも、一九九一年に東海大学医学部付属病院で〃安楽死事件〃が起きてからは、市民団体である日本尊厳死協会に「リビングウィル(生前の意思)」の手続きをする人が増えている。

「二人称(あなた)の死」は、連れ合い、親子、兄弟姉妹、恋人の死である。人生と生活を分かち合った肉親(あるいは恋人)が死にゆくとき、どのように対応するかという、辛くきびしい試練に直面することになる。

「三人称(彼・彼女・ヒト一般)の死」は、第三者の立場から冷静に見ることのできる死である。交通事故で若者が五人即死しようとアフリカで百万人が餓死しようと、われわれは夜眠れなくなることもないし、昨日と今日の生活が変わることもない。

医師にとって患者の死は、いかに熱心に治療を試みた患者であっても、やはり「三人称の死」の次元である。人生と生活を分かち合った肉親と死別したときの喪失感や悲嘆は、そこにはない(2)。

柳田はなぜ死をこのように三つに分けることができると考えたのであろうか。人は自分自身の死や家族の死、他人の死について違った考えをもつ。脳死についてとくに考えられることは、医師は人の死を自分の家族の死や恋人の死ほどには深刻には考えないのではないだろうか、ということである。しかし、医師が、妻子など、家族の誰かが脳死になった場合、その死を「人の死」として直ちに認めるだろうか。なぜこうした疑問が起こるかといえば、医師の家族の誰かが助かるかどうかわからないような病気の手術をする場合、自分ではできない（「手がふるう」などの理由）ことを聞いたことがあるからである。「一人称の死」と「三人称の死」の意味の違いが生ずる一因がここにあると考えられる。他人の死に対しては、肉親の死と比べて「喪失感」も「悲嘆」もさほどないとみてよい。このことは倫理学の立場から考えるとき、次の問題を含んでいる。

① 脳死を人の死と認める人は、この人が科学的真理を認める限り、どんな人に対してもその真理を認めなければならない。例外は許されない。

② もし例外を許すとすればどのような理由によるか。「一人称の死」や「二人称の死」が例外の場合であるとすれば、①は成立しない。

③ どんな人でも、理性的存在であり、普遍的認識能力をもっている以上、科学が発見した真理を承認しなければならない。しかし、その真理はそのまま実践に適用されるであろうか。科学と倫理は一致するであろうか、それらは別の世界であろうか。

柳田もこのような疑問をもっている。彼の「一人称の死」について考えてみるべき問題がもう一つある。それは人は自分の死についてどう考えているかということである。とくに、死が脳死と心臓死との二つに分けられる以上、人はどちらを選択するかという問題である。しかし、われわれは平素は死について無関心であるようにみえる。あるいは死についての恐怖心があって、死については考えたくないのかもしれない。助からないかもしれない病気等にかかったときでも死については考えたくないのかもしれない。これはそれだけ生への執念が無意識のうちに強く働いていることを示しているためであろう。脳死を人の死と認めるかどうかが重要な意味をもつのは、その認識によって他の患者が一人でも多く救済されるからである。脳死を人の死と認めるかどうかは各人の自己決定にかかっているのである。

註

（1）野本亀久雄『臓器移植』ダイヤモンド社、一九九九年、八九―九二頁。

（2）柳田邦雄『犠牲』文藝春秋、一九九九年、二〇四頁。

5 なぜ臓器提供者が少ないか

臓器移植法に基づいて実施された脳死移植は平成十一年十一月十七日現在、日本では四例である。「脳死移植世論調査」（平成十一年十月）の結果は次のとおりである。

問二 仮にあなたが脳死になった場合、心臓や肝臓などを提供したいと思いますか。それとも思いませんか。次の中から一つだけお答え下さい。

提供したい 37.1

提供したくない 18.9

まだきめていない 42.3

分からない。無回答　1.7　（数字はパーセント）

この結果を、すでに紹介した脳死を「人の死」として認めるかというアンケートの結果（「認めてよい」七二・二%、「認めるべきでない」一九・九%）と比較すると、大きな疑問が生ずる。七二・二パーセントの人が脳死を人の死と認めながら、なぜ臓器を提供したいと答えた人が三七・一パーセントにしかすぎないのか、割合が下った原因は何であるかということである。この疑問に対して考えられる答えは、脳死を人の死として客観的に認めることと、自分が脳死になったとき臓器を提供することとは別であるという考えに求められよう。同じ脳死に対してこのように考えが変わる人が、半数弱もいるのはなぜであろうか。

まず注目すべきことは、問一は「あなたは、この脳死を『人の死』と認めてよいと思いますか」という問い方になっていることである。この問は、自分が脳死になった場合よりは脳死一般について尋ねられている問い方である。もし「あなたが脳死になったらこの脳死を人の死として認めますか」と問うならば、答えの結果はどうなるであろうか。七二・二パーセントと同じくらいになるであろうか。

次に、他人の脳死を「人の死」として認めながら、自分が脳死になったとき、臓器を提供したい人が三七・一パーセントしかいないのはなぜかということである。脳死を人の死と認める人が七二・二パーセントいる以上、この数字がそのまま臓器提供の数字になってもよいはずであるが、そうならないのはなぜか。「まだきめていない」人が四二・三パーセントもいるが、この人々はなぜ「提供してもよい」と即答できなかったのであろうか。何がその人たちを躊躇させているのであろうか。問一の場合の問いの脳死は人の死であるという答えの中には「自分が脳死になったとき」を想定した答えが入っているとは限らないということが考えられる。確かに、問一は他人の脳死についての問いであると考えられようが、自分の脳死も含められていると解釈しなければならない。この理解のギャップが数字の差として現れているとみることができる。

以上の疑問に対して柳田邦男の死の三分類は有力な答えを示しているということができよう。とくに「一人称の死」や「二人称の死」についてはさらに考えてみなければならない問題がある。問題は、自分が脳死になったとき、なぜ臓器提供ができないかということである。未決定の人を含めると、六〇パーセント以上の人が臓器提供には消極的である。その理由は何であろうか。この問題は以下のように解明される。まず、科学的認識が人間の生活や行為にそのまま適用されがたいということが注目されなければならない。知性によって観念としては知っていることが、人間関係においては必ずしも生かされない。とくに臓器移植の場合はそうである。なぜかといえば人間は知性によってすべての場合合理的に行動していないからである。医師の水谷弘も次のようにいう。

しかし、自分が、そして家族が、突然脳死になった瞬間に、人助けを思いつくなどということは、ふつうはできない。そうした異常状況を仮想現実にしてくれるのが宗教的時間であり、宗教的説話である。無宗教であるということは、そういう機会が少なく、前もって覚悟を決めるチャンスもないということである。私は医療を三〇年以上やっているから、たくさんの病人とさまざまな死に出会った。しかし医者も人間であり、自分を超えて相手の立場に立つことはなかなかできない。職業としてつめたく冷静に対応してしまう。自分や家族が病におかされたり、不意の死に目に遭って、ようやく患者の立場が理解できるようになるものだ。病気と接触する医療関係者に対してそうだから、一般の人が生活の中で相手の立場に立って判断するのはさらに難しい。(1)

水谷も「二人称の死」と「三人称の死」との対立・矛盾を認める。彼は「相手の立場に立つこと」の難しさを告白する。彼は脳死についても以下のように考えたとみてよい。医者は他人の脳死についてはさほど「喪失感」「悲嘆」もなく「冷静」に対応するが、自分や自分の家族の脳死については同じように対応ができない。この差はどう説明されようか。自分の家族への愛着と他人の家族へのそれとは同一ではないことが注目されなければならない。倫理学の用語でいえば、自愛と仁愛（あるいは博愛）とは違うということである。もしこれらが一つの愛として真に考えられるならば、臓器提供への道は開かれるということができよう。しかし、これは簡単なことではない。

柳田邦男も最初は合理主義の立場に立って脳死を人の死と認めていたが、息子（二男）の脳死に直面してから、この割り切った考え方に疑問をもったという。彼は次のようにいう。

ところが、自分の息子が脳死に陥り、その状態の変化を、毎日毎日見つめるうちに、脳死とは一体何なのか、ほんとうに脳死をもってその人を死んだとしてよいのかと、わからなくなってしまったのだ。

わからなくなったというのは、脳死判定で脳死と判断されたら、即「この人は死んだのです」「ここに横たわっているのは死体です」といえるのかどうか、私には即答できなくなったという意味である。

洋二郎の場合、自死する以前の日常生活では低血圧で寝起きが悪く、午前中はグタッとしていることが多かったのに、脳死に陥ってからは血圧が百三十以上もあり、昇圧剤の点滴を打ち切ってもその血圧が下がらない。毎日、私が会いに行き、「おい、洋二郎」と声をかけると、血圧も心拍数も上昇する。看護婦が「あら、上がった」と驚く（立花隆氏も、脳死取材の過程で同じような症状を示した脳死患者を何例も聞いたといっている）。顔も胸も血色がよく、あたたかい湿り気がある。この身体にメスを入れて、心臓を取り出すことなど、私にはとてもできないと思ったとたんに、脳死をわかったつもりでいたそれまでの私の考えがぐらついてしまったのだ。(2)

こうした感情は少なからぬ日本人が共有するであろうと考えられる。柳田は、息子が脳死になる以前には、「これから時代は……つまり脳死をもって人の死とするという考え方に切り換えていかなければならないだろうと考えていた。というのは私は物事を判断するときに科学的合理性というものを大事にすることを、信条にしてきたからだった」[3]という。ところが、息子が脳死になってから死（心臓死）に至るまでの十一日間の対面経験からこの合理主義が動揺をきたしたと彼はいうのである。彼の心中の葛藤と動揺は、生命倫理を考える上できわめて注目される。倫理学の立場から考えるならば、脳死を人の死として認めることは知性の上でいわれているにすぎず、感情や欲求は別の世界で働いているのである。すなわち、これらの非合理的部分は知性と手を組んで共同歩調をとってはいないわけである。だからといってこれらの部分を無視することはできない。なぜかといえば人間は知性、感情、意志から成る全体であるからである。人間が生きるとは全体として調和して生きることに外ならないからである。この調和的生は否定することのできない事実であるが、現実の生は調和と対立との葛藤過程である。夏目漱石が『草枕』の冒頭で「智に働けば角が立つ。情に棹させば流される。意地を通せば窮屈だ。兎角《とかく》に人の世は住みにくい。」というのもそのためである。

要するに、人間は知的に納得したことでも感情はこれを受け入れない事実があるということである。二つを共に受け入れることができるためには、どう考えたらよいであろうか。さらに、たとえ知性や感情が受け入れたことであっても、これを行為において具体化するとは限らない。だからこそ、古来、知性、感情、意志の三者の統一が倫理学において問題とされてきたのである。

註

(1) 水谷弘『脳死』草思社、一九九九年、一五八―一五九頁。
(2) 柳田邦男『犠牲』二一三―二一四頁。
(3) 同書、二一三頁。

6 臓器移植と道徳的判断

すでに見てきたように、死は「一人称の死」、「二人称の死」、「三人称の死」の三つに分けて考えられる。死は一律的には考えられないのである。生命倫理が問題になるのもそのためである。ではその問題とは何であろうか。次の点が考えられる。

(1)脳死の人から臓器移植をすることは善である。このことからある人が別の人に対して「あなたは臓器移植をすべきである」ということができるか。

(2)この別の人が脳死を人の死と認めない人であるならば、「べき」はこの人には受け入れられない。とすれば「べき」は脳死を人の死として認める人々にのみ適用されることになる。

(3)脳死を人の死と認めない人は、臓器を移植すべきでないと主張するであろう。どちらの「べき」が正しいのか。これを判断する基準は何か。

(4)もし理性が基準であるとするならば、その判断はすべての人にとって同一でなければならないはずである。

しかし具体的状況においてこういうことができるであろうか。理性的判断といいながら、内容的にみれば、人によって違うであろうことは明らかである。

(5)以上の問題に対して倫理学はどう答えるであろうか。この答えを検討する前に、もう一つ考える問題がある。それは「脳死の人から臓器を提供することは善である」という命題があいまいであるということである。脳死を人の死と認めるかどうかをめぐって、二つの対立した意見がある限り、この善は脳死を人の死と認めた上で成立する善であり、それを認めない立場から考えれば、臓器を脳死の人から他の患者に提供することは悪である、ということになろう。では、唯一絶対の善は考えられないのかという問題が生ずる。カントは定言命法において道徳法則に服従する意志のみが普遍妥当性をもつと主張する。道徳法則は理性の法則であってすべての人に妥当すると考えられるからである。しかし、具体的状況において道徳法則に従う意志はどのような意志であるかを考えるとき、すべての人を承認させる判断はきわめて困難であろう。功利主義は「最大多数の最大幸福」を道徳的判断の基準として主張する。しかし「最大多数」といわれる以上、ごく少数の人は考慮に入れられていないのではないかという疑問が生ずる。ロールズは少数者の自由は侵害されてもよいのかという疑問から功利主義を批判する。民主主義の社会では多数決が認められるからといって、脳死を人の死と認めるかどうかを多数決できめることはできない。だからこそ臓器移植法では本人および家族の同意が必要とされているのである。

ここで思い出されるのは、シュヴァイツアーの「生への畏敬の念」〔Ehrfurcht vor dem Leben〕である。彼は「生を維持し促進することは善であり、生を毀損し破壊することは悪である」という。「生」は人間のそれのみでなく、他の動物のそれをも意味する。「自然は、各々の生がその生に関わる他の生を必ず助けているという相互依存の事実を我々に認識させてくれる」とし、金子昭は次のようにいう。

重要なのは、我々自身が生の一端を担っているということである。つまり我々は他の生から生まれ、さらに他の生を生み出す能力を有しているのである。同様にして、我々が顕微鏡を覗くならば、そこに細胞が細胞を産出するのを見出す。そのようにして自然は、各々の生がその生に関わる他の生を必ず助けているという相互依存の事実を我々に認識させてくれるのである。我々の存在の性質それ自体からして、我々は生の連帯性の事実を我々自身の中に担っている。このことの認識は、思惟とともに拡大する。我々自身の中にそれが存在することを知ることにより、我々の種に属する〔人間という〕他者といかに緊密に関係しているかが理解できる。我々は、このあたりでとどまりたいと思うかもしれない。しかし、それはできないのだ。生が要求するのは、すべての生の連帯性までも見通すということなのである。我々は、そうした生を、どのような程度であっても、我々の内なる生となんらかの類縁性をもつものとして認識することができるのである。(1)

シュヴァイツアーは学生時代からトルストイの影響を受け、ヒューマニズムの思想をもっていたといわれる。彼は高校生のときから動物愛護運動に関心をよせていたともいわれる。彼は一九一五年九月、アフリカのオゴーウェ河を蒸気船で遡っていたとき、四頭の河馬がその子供をつれて船と同じ方向に歩いているのを見た。そのとき、突然「生への畏敬」が心中にひらめいたという。動物の親子がもくもくと歩く姿を見て、そこに生けるものの神秘的エネルギーを彼は感じたのであろう。生きることそれ自体が尊いものと感じられたのであろうと考えられる。

シュヴァイツアーの生の相互依存あるいは「生の連帯性」の考えは、脳死の人から臓器を他の患者へ提供し、それを移植することができることを示しているということができるのではないだろうか。なぜかといえばそれは他の人の生を維持し促進することができるからである。しかし、このようにいえるためには以下のように考えることが必要である。私たちは今まで多くの人から助けられてきていること、そして私たちが脳死になったときにはそのお返しとして自分の臓器を他の患者に提供することによってその人を助けることができることの認識である。「生の連帯性」はこのことを可能にするであろうが、生の相互依存の事実認識から臓器提供ができるであろうか。科学的知識をもてば、この提供が可能であろうか。シュヴァイツアーの「生への畏敬の念」をわれわれはどのようにすればもつことができるか。これが重要な問題である。

谷口隆之助は生命を「贈られたものとして」次のようにいう。

> 私たちが自分自身の生命を、自分の責任において実現すべき課題として受け取るということは、もちろん私たちが自分の生命を単に自分の所有としてそれを勝手に処理してよいということではない。たとえば、自殺することも自由だ、という考え方は、自己の生命の課題性を自覚できないでいる状態での思考なのであり、人間としての究極の可能性を見失っている状態だといってよい。また私たちはしばしば自分の生命を単なる所与としてしか考えないために、それにたいしてまったく無関心の状態でいるものである。そしてただ周辺のことにだけ気をつかい、そこでまったく非生産的な苦労をするのである。
>
> しかし自分の生命を一つの課題として受けとるということは、それを自分に贈られたもの、委託されたものとして体験し、それに意味をみたすことに生きることの一切の関心を集中するということである。それは自分の生命を、それが自分のではなく、自分に贈られている生命であるゆえに無条件の価値として体験し、一切の生命への畏敬を生きることの根本の動機とする生き方である。そして、人間を可能性の領域において見るということは、究極的には人間をそれぞれの生命にたいする責任性において見る、ということにほかならない。[2]

「生命への畏敬」は、生命が「自分の所有」であるという考え方からは生まれない。それは「自分のではなく、自分に贈られている生命」であると谷口はいう。では、生命の贈り主は誰であろうか。神が贈り主であると谷口が考えたであろうといえる言葉が二つ見られる。その一つは、生命が「自分に贈られたもの、委託されたもの」という言葉である。生命はその贈り主によって一時的にわれわれに委託されたという思想である。生命が自分の所有ではないというのはそのためである。このことは、生命を自分の考えで勝手に扱ってはならないということを意味する。生命は自分の所有物と同じようには見られないというのである。第二の言葉は、「一切の生命への畏敬」（シュヴァイツアーの言葉と同じ）である。生命がもし自分の所有物と同じように考えられたならば、「生命への畏敬」は感じられないはずである。この畏敬の念が生ずるのは、生命が自分に委託されたものであるからである。谷口が生命を「自分の責任において実現すべき課題」と考えるのはそのためである。「生命にたいする責任性」とは何であるかを考えるとき、われわれは次の二つの点を考え直す必要があるようにみえる。

その第一は、理由は何であれ、自殺は無責任性に通ずるということである。人間は、谷口の指摘を待つまでもなく死に運命づけられている。どうせ死ぬ存在だから、生きていても無意味だとわかれば、自殺がなぜ悪かろうと考えられるかもしれない。しかし谷口は次のようにいう。「私たちが人間であるということの真の意味は……私たちがこの死という運命的な現実に対してもなお人間としての自由を実現しうるということにある(3)」この自由を考えるとき、われわれは第二の点に気づく。それは臓器移植への道が見えてきたということである。脳死を一つの運命的な死と見ることができ、しかもその人の臓器を他の患者に移植することによってその人が助かり、回復し、自分の代わりとして生きることができれば、これぐらい意義のある自由の実現は他にないからである。自分の死によって他人が生きることができれば、自分の死は決して無駄ではないからである。こうした考えは宗教と無関係には形成されないようにみえる。生命倫理と宗教との接点がこのあたりにあるわけである。

註

（1）金子昭『シュヴァイツアー――その倫理的神秘主義の構造と展開』白馬社、一九九五年、二六五頁。
（2）谷口隆之助『疎外からの自由――現代に生きる知恵』誠信書房、一九八二年、一五九―一六〇頁。
（3）同書、一八六頁。

7 利己主義と利他主義

日本では今、臓器提供者が四例しかないという状況である。なぜ提供者が少ないのであろうか。人間は誰でも我が身ほど可愛いものはないといわれる。自分の身が可愛いとは自分の身体への愛着が強いことに外ならない。仏教ではこれは我執とよばれる。これは身体への執着のみを意味するのではなく、自分の心に執着することをも意味する。人間にとって最も離れ難いことは、身体や心から自由になることである。

臓器提供者が少ない理由は以下のように説明されよう。自分の身体が脳死によって死体となったことを認めるとしても、自分の身体から肝臓や心臓等を摘出することは、身体が八つ裂きにされることと同様であり、これには耐えられないという感情がある。それほど人間には自分の身体への愛着が強いのである。では脳死を人の死として明確に認めたならば、こうした愛着から自由になることができるのであろうか。もし可能であるとするならば、脳死を人の死として認識することと、その人の臓器を提供することへの意志決定との間にはどのような必然的関係があるのだろうか。その説明はどのようにして可能なのであろうか。こうした疑問が起こるのは、脳死を人の死として認めたからといって、この認識が臓器提供という実践に必ず移行するとは限らないからである。さきにもいったように、自分の臓器が他人に移植されることは、他人を救済することになるから善いことであると観念的にはわかっていても、何となく「惜しい」という感情があって、これが臓器提供を拒否することも否定できない事実である。こうした気持は自分の身体をいつまでもそのままの状態にして保存しておきたいという思想を生み出す。

古代エジプト、その他の国において人の死体をミイラとして保存する思想が生まれたのは、死後の永生をこうした形において願う人々の思いが強く働いていたためと考えられる。また、死体を土葬にする慣習が長くつづいてきたのも同じような思想とつながっているようにみえる。現在の日本では、死体は火葬にされ、骨などが埋葬されるようになったが、土葬から火葬への転換には人々の抵抗はあまりなかったのではないかと考えられる。もしそうであるとすれば、そして現在は火葬が多く行われるようになった状況下において、臓器を提供することは容易であるようにみえるはずである。しかし、火葬にする場合の死体は心臓死によるものであるから、人々は死を自然に受け入れ、火葬にすることにもそれほど抵抗はなかったものと考えられる。脳死は心臓死ではないから、すでに述べたように、脳死の人は身体も温かく、呼吸もしているから、それを死と認めることはできないという点が、心臓死への対応と根本的に異なるところである。

さて、臓器提供を困難にしているものは何であろうか。倫理学の立場から以下この問題について少し考えてみることにしたい。われわれは自分の身体を自分の所有と考えるのが普通である。そうであるからこそ人権が成立するのである。しかし、仏教的視点から考えると、身体を私的所有物と同じように見るところに、臓器提供を困難にする最大の原因があるとみえてならない。道元禅師は「吾我名利を離るべきなり。」(『正法眼蔵随問記』)という。人間が切望するものは、昔から「名利」(名誉と利益)であるといわれてきた。これが我執とよばれるものであって、これから離れること(自由になること)が最も困難である、と道元はいう。身体もこれを私的所有と考えるときは、他人への奉仕活動(ボランティア活動)等が困難になるし、楽な方へと流されやすいのも「吾我」への執着(我執)のためであると考えられる。これらは、要するに、自分にしがみつくことを意味する。自分にとらわれ、自分にしがみつくことは利己主義のもとである。

利己主義は我執から生まれ、その目的は名誉と利益にこだわり、それらに執着することである。それは人から何かを得ようとすることばかりを考え、人に何かを与えることを惜しむ。臓器を他人に提供したくないのは、利己主義からきていることは明らかである。もし他人に自分の所有物を喜んで与えることができれば、この愛(仁愛、博愛)は臓器提供にも働くものと考えられる。われわれは人に物を与えることは損失であると考えやすい。逆に人から物を与えられたときは、われわれは得をしたように喜ぶ。与えることと与えられることとは、外的事物の面からのみ考えると、別々(損をする人と得をする人)に考えられるが、愛においてはこの区別はあり得ない。それらは一つの愛の行為である。これを主張したのはE・フロムである。彼は次のようにいう。

利己主義と自愛とは同じものであるどころか、実際は正反対のものなのである。利己的な人は自分を愛し過ぎているのではなくて、愛さな過ぎるのであって、実際には彼は自分を憎んでいるのである。……利己的な人は他者を愛することができないということは事実であるが、しかし同時に彼は自分自身をも愛することができないのである。(1)

利己的な人は、真に自分自身を愛することができないから、他人に何かを与えることの中に喜びを感じない。彼は他人から何かを受けとることの中に喜びを感ずる。利己的な人は物に関心があるのであって、生産的活動（フロム）の中に喜びを見出すことができない。一見してこうした活動に積極的であるようにみえるけれども、彼はそれを自分の名誉や利益のための手段として見ているにすぎない。相手の喜びが自分の喜びであるような活動は、フロムによれば、「生産的愛」である。

他者への愛と自分自身に対する愛とは二者択一的なものではなく、逆にすべて他者を愛することのできる人たちのうちには、自分自身を愛するという態度が見られるであろう。(2)

フロムの「愛」を理解するためには次の二点に注目する必要がある。第一点は、フロムが問題にしていることは愛の対象（相手とか自分）ではないということである。対象が問題にされる限り、自分と他人の二つの対象が考えられざるを得ない。フロムはそう考えるのではなくて、愛の行為の本質を考える。第二点は、愛は愛するという生産的行為として考えられているということである。自分の方から考えれば、他者を愛すること（能動的愛）は、自分が愛するという活動内容であるから、それは自愛であるともいえる。相手の方から考えても同様のことがいえる。愛が生産的であるといえるのは、それが相互的であるからであるが、この相互的愛は同時的であって、時間の差が入り込む余地はないと解すべきであろう。その意味において「与えること」は

「与えられること」でもある。フロムはこれに関連したことを次のように述べている。

たとえ一人の人が他人に対してだけ破壊的であると見えても、その人は他人を侵すのと同じように自分自身における生命の原理を侵しているのである。宗教的には、この原理は、人間は神の似姿として創られた存在であるから、人間に対するどのような侵犯も神に対する罪である、といういいかたで表現されてきた。世俗的ないいかたでは、われわれが他人に対してなす一切のことは―善であれ悪であれ―またわれわれ自身に対してもやっているのだ、といえるであろう。「汝ら人に為《せ》らるるを欲せざることは、人にもまたなすなかれ」ということは倫理のもっとも根本的な原理の一つである。しかし、次のようにいうことも同じように正しい。すなわち、すべて他人に対してなすことはまた汝自身に対してなすことである。いやしくも、人間の中にある生命を目指す力を損うことは、必然的に自分自身にかえってくる。(3)

われわれが他人に対してよいといわれることを積極的になしたくないのは、そのことが自分の行為であるにもかかわらず、他人のためになることとして考え、自分のためではないかのように考えるからである。このように考えるのは、実は、そうした道徳的行為によって達成される結果とか利益にのみ目が向いていて、その行為が自他にとって等しく重要な意味をもっていることに気づかないからである。この意味において「他人に対してなすことはまた汝自身に対してなすことである」という命題はきわめて注目される。われわれはこうした行為がわれわれのすべての表現であり、自己の全実現であることを理解する必要がある。

註

（1）E・フロム（谷口隆之助・早川泰次郎共訳）『人間における自由』一六三頁。

（2）同書、一六〇―一六一頁。

（3） 同書、二六五頁。

8 医師と患者の家族

脳死はいずれ早かれ遅かれ心臓死に至ることは医学界ではほとんど認められている。脳死を人の死と認め、その人の臓器を摘出し、それを必要とする患者に移植することが、現在、問題になっているのである。その問題とは、医師と脳死患者の家族との間で、意識のギャップがあるということである。すなわち脳死になった人をその家族の人が見て、即座にそれを人の死と認めることができるかという問題が一方にあり、他方では医師は、脳死を人の死として早く自己決定してもらわないと臓器移植をすることができないという焦りがあるということである。医師と脳死患者側との間にはこうした意識があるといわれる。作家の遠藤周作（故人）夫人は次のようにいう。

主人はかねてから「無意味な延命治療」には反対でした。文章にも書き、家族にもいつも「単に数時間、数日間、命を延ばすために無意味な延命治療はやめてくれ」と未だ元気な頃から申していました。

私も今までに身近な人たちの死に、何回か立ち合っています。でも脳死というのは未知の経験でした。主人が度々《たびたび》文章に書き、また言葉としても度々言い聞かされていた私にとっても、主治医に「もうよろしいでしょうか?」と云われた時の気持ちはとても筆舌には尽くせません。九〇%ぐらいは「あれでよかったのだ」と思っています。でも一〇%ぐらいのところでは、私はもしかして殺人に手を貸してしまったのではないか？　という気もしています。[1]

遠藤周作夫人の複雑な心境が語られている一文である。彼は生前から脳死は人の死であることを認めていたようであるが、本人が脳死になったとき、夫人からすれば彼の脳死を人の死として直ちに認めるには心の抵抗があった。これは柳田邦男が次男の脳死に対して経験したのと似ており、われわれに考えさせる点である。三人称の死であれば、こうした心の動揺や迷いは起こらなかったであろうが、二人称の死の場合にはこうした感情が起こるのは自然であろう。三人称の死の意味と二人称の死のそれとを区別する理由もそこにある。さらに、医師が脳死患者に対してもつ考え方とその患者の家族の考えとが対立するのも、人の死についての見方が全く違うからである。柳田邦男はこの点について次のようにいう。

ここで重要なのは、

①死が完結するまで待つ

②急がない、

③普通の人々の生活感覚で納得する、

という要件である。

「二人称の死」という視点で見ると、これら三つの要件は極めて重要である。

これに対し、「脳死は人の死」という死の定義は、

①死が始まったところで終点とする、

②急ぐ

③普通の人々の生活感覚では納得できない（よほど理性的になるか信仰深くないと容易には「死んだ」とは思え

ない）という違いがある。[2]

医師は「脳死を人の死」として早く自己決定してほしいと、脳死患者の家族に督促していると家族にはみえるのである。遠藤夫人が主治医から「もうよろしいでしょうか」といわれたのも、医師に「急ぐ」気持ちがあったと夫人にはみえたのであろう。柳田邦男も医療界には脳死患者に死を急がせる雰囲気があるとして次のようにいう。

こうした医療界の動向のなかで、脳死患者だけが死を急がされるという特異な雰囲気に包まれているのは、他者の奉仕の上に成り立つ移植医療先導形で脳死の位置づけが考えられてきたからであろう。臓器移植の必要がなければ、「脳死は人の死」などと無理に決める必要はないはずだ。[3]

以上のことから何が問題になるであろうか。それは脳死とわかったとき、たとえ本人が生前に脳死を人の死として認めていたとしても、その家族は脳死を人の死として直ちに認めることはできないということである。脳死を死として受け入れるには一定の時間がかかるということである。「少し待って下さい」ということである。しかし、医療の立場では、脳死の人が「死の三兆候」（心停止、呼吸停止、瞳孔散大）の状態に至る以前において、その人の臓器を摘出しなければ、臓器移植を他の患者にすることができない。だから脳死を人の死として自己決定することが急がれる。その家族からすれば「少し待って下さい。心が冷静になるまで時がほしいのです」ということになる。医師はこの場合「三人称の死」を扱っているのだから、脳死患者の家族の気持ちと同じ気持ちを、頭の中では理解することはできても、体験することはできない。ここに意識の深いギャップがある。脳死患者の家族の側には心の落ちつき（平静）が求められるのである。しかし、これは脳死になってから急に求められるだけでなく、平素の健康な生活のときにも求められる問題である。この意味において平素の生き方が問われる。そうでなければ、脳死になったとき、急に死の自己決定など容易にできるものではないからである。

以上の議論に貫いている問題は、「脳死一元論」（水谷弘）と感情との矛盾である。水谷はこの点について次のようにいう。

> 人間存在の意味は脳にあり、それゆえ、脳が死ねば個体死（人間の死）としてよいということである。これは脳死一元論といわれる。
>
> 脳死一元論にとって、個人に脳死か心臓死かを選んでもらう必要があるのは、脳死が心臓死よりも優先した死であるからで、この判断は自然感情からは出てこない。それを決めるのは人間の生命が統一体であり、それが失われたとき人間は生きていないとする抽象的判断である。日本のように、もっぱら自然感情に支配される国では、脳死を死とするにはかなり特別の飛躍が必要である。[4]

水谷は「特別の飛躍」については何も述べていない。この点についてのヒントは、柳田のさきの引用文にみえる。それは「理性的になるか信仰深くないと容易には『死んだ』とは思えない」という言葉である。「理性的になる」は二つの考え方を含んでいると解することができる。その一つは合理主義的思考である。「脳死一元論」はこれにあたる。もう一つは倫理的思考である。それは人間が互いに、生かされ、支えられて生きているという認識である。この認識に立てば、臓器提供によって他人を救済することは、自分が再び生きることの意味をもっと考えることができる。しかし、このような思考は「信仰深くないと容易には」できない。この意味において、宗教とは何か、信仰とは何か、なぜ人間は理性だけによって生きることができないのか、といった問題を再検討する必要がある。

さきほどの引用文の中の「自然感情」とは「遺体」や「骨」を大切にする慣習の伝統を意味する。第二次大戦で戦死した旧軍人の遺骨を、生存者がかつての戦場や抑留地に行って収集したり、墓碑を建立するのはこの慣習と結びついており、日本人の心の中に定着している伝統である。自然感情はこうした形において日本人の心に強く、そのために北方領土への墓参が求められ、実現されるようになってもいるのである。日本のある私立大学では、その全教職員が毎朝その創立者の墓参(学内の林の中に墓地がある)をする慣習になっている。一日の始まりはこの墓参からというのである。以上要するに、生きるということがこうした自然感情と一体になっていることを考えるならば、脳死一元論によって臓器移植をすることの困難さが理解できるのである。

註

(1) 遠藤順子『夫の宿題』PHP研究所、一九九八年、一七七—一七八頁。
(2) 柳田邦男『犠牲』二一八—二一九頁。
(3) 同書、二二四頁。
(4) 水谷弘『脳死』一一〇頁。

9 合理主義と感情

脳死にせよ、臓器移植にせよ、それを決めるのは本人および家族の意志決定である。野本亀久雄は「意思表示カード」について次のように説明する。

① 脳死判定を受け入れることを生前に文書で明示すること。
② 脳死判定後に臓器提供を行なうことを生前に文書で明示すること。
③ このような本人の意思に家族が反対でないこと。(1)

なお、ここで注意すべきことは、現段階では六歳未満の子供の患者が臓器を必要とする場合があるので、六歳未満の子供の脳死判定基準を見直す必要があるという声が高まっていることである。そしてすでにそのための会議が開始されている(二〇〇〇年一月十二日のNHKテレビの報道)。六歳未満の子供への対応が急がれている状況である。

さて、脳死を人の死として認めることは合理主義の立場に立つことである。それは科学的真理を普遍的真理として承認することである。問題は、それを実践に適用するとき、ストレートに受け入れられない感情があることである。その感情とは、脳死の人は身体も温かく、呼吸もしているし、顔を見ても死んだ人とは思われないという、生の素朴な感情である。科学的に見れば、それは心臓死に至ることは時間の問題であるから、脳死は人の死としてみてよいといわれるのである。しかし、これが、すでに論じられたように、なかなか人々には受け入れられないのである。とくに、日本人は情緒の細やかな国民性をもっており、西洋型の合理主義を容易には受け入れにくい文化的伝統がある。日本語一つをとってみても、その表現にはあいまいなところもあり、ものを断定的にいうことを嫌う傾向がある。だから、本当のことをいうときでも、相手の感情を悪くする恐れのある場合は、婉曲にいうことが望ましいとされている。だからときには嘘言をいうことさえあるのである(話者の悪意ではなくて、善意から)。ある患者がガンであるとき、その本人あるいは家族に「あなたはガンです」とストレートにいうことを避ける場合があるのもそのためである。

医学的に見れば、ある患者はガンであることは真である。「本当のことをいうのが善い」、「嘘をいうのは悪い」という道徳的判断は、すべての人に対して妥当するかという問題が生ずる。医学上、脳死は心臓死に至るから、それを死として認定し、他の患者に臓器提供をした方が、人を助けることになるからよいという認識も成立する。しかし、すでに述べたように、脳死を人の死として認めない立場からいえば、本人は他人を助けるために生きているのではない、本人の生存はそれ自身十分意味をもっている、だから脳死を人の死として認めることも、臓器提供もできないという反論が成立する。脳死を人の死として認めた人(昨年十一月の調査では七二・二%)の中にも、おそらく臓器提供はしたくない(昨年の同じ調査では、三七・一%)人がいるであろうと考えられる。そうなると、結局は、脳死を人の死として認める人々の善意のみに臓器提供の可能性はかかっているということができる。この善意がいかにして社会的に拡大するかが、今日の大きな問題となっているのである。

柳田邦男は次男の脳死を人の死として認めるかどうかについて大変悩み、考えたという。彼は前掲三四頁の引用に続いて次のように述べる。

もっとも、私も一所懸命に「脳死は人の死なのだ」と、自分を説得してみた。私の感情はなかなか説得に応じなかった。しかし、脳死判定から四日後、それは死の前日だったが、洋二郎のベッドサイドで主治医と救命医療のあり方などについて、じっくりと語り合った後、なぜかスーッと新しい感情が湧いてきた。そのときのことを、私は『犠牲《サクリファイス》』のなかで、こう書いた。

……洋二郎の顔を見ると、菩薩像のように美しく見えた。そのとき、不思議な感情が湧いてきた。洋二郎が脳死段階での臓器の摘出をよしとする意識を持っていたのなら、ここまで頑張ったのだから心臓でも肝臓でも提供することに同意できそうだ、と。

もちろん洋二郎にそのような生前の意思はなかったし、脳死患者からの心臓・肝臓の摘出は認められていない時期だったから、現実には脳死状態での臓器提供を申し出たわけではない。ただ、脳死状態の洋二郎に対し、《よく頑張った、いつまでもこのままでは辛いだろう。そろそろ死んだことにしてあげるよ》という気持になったことは確かである。

洋二郎の心蘇生から脳死、そして心停止に至った十一日間を見つめて、強く実感したのは、死とはだんだんに訪れてくるもの、あるいは人はだんだんに死んでゆくもの、ということだった。(2)

柳田は、このような体験をした後、脳死を人の死として受け入れるに至る。その間、十一日間の迷いと葛藤とが体験される。そして彼は「死とはだんだんに訪れてくるもの、あるいは人はだんだんに死んでゆくもの」という死生観に達する。このことは、脳死になったとき、これを人の死として急に認めることはきわめて困難であることを意味する。二人称の死と三人称の死とが区別される理由もそこにある。仏教には「愛する人と別れるのは苦しい」という思想があるが、二人称の死に直面した人の苦しみは、まさしくこの苦しみであろうと考えられる。

近代日本は西洋の合理主義を受容し、今日に至っているが、その間において常に問われたことは、西洋思想と日本の伝統思想（儒教や仏教等）との融合の可能性であった。法や科学技術の導入によって近代日本は明治以降急速に発展したが、西洋的合理主義と日本人の心とは十分調和されないまま今日に至っている。ベネディクトは日本の文化を「恥の文化」として特色づけ、西洋文化の「罪の文化」と比較して、日本人の思想と行動とが、西欧人のそれと著しく異なることを指摘した。「恥の文化」とは、日本人が行動するとき、その基準は「他人に笑われはしないか」（世間の評判を気にすること）ということを意味する。自分の理性や良心に訴えて判断するのではなくて、世間が自分をどう見ているかということに基準があるというのである。最近、「人の目を気にする」若者が多いのもこれによって説明ができるし、いじめの場合、二人以上の人が特定の人をいじめるのも、いじめる側（世間）の価値観に合わせた行動であると説明することができる。このようにして「恥の文化」は日本人の画一的行動、すなわち他のみんながしていることと同じことをする模倣的無批判的行動の温床となっていると見ることができる。

「恥の文化」の対極は自由である。自由とはわがままや利己的行動を意味するのではなくて、自分の意志を自分で決定（自己決定）することを意味する。他人がどう考えようとも、自分が理性または良心（自分の本心）に従って行動する勇気が自由の本領である。その場合、大切なことはこれこれの行動をすれば自分や他人にどのような結果がふりかかってくるかを予測することである。判断とは、この予測によって諸可能的結果の中から最も適切なものを選択することである。どれを選んでもよいが、選んだことを実行に移すときには責任を伴う。責任とはなぜそれをなしたかを人にも自分にも説明することができることを意味する。脳死を人の死として認めるか、臓器提供をするかどうかは、すべて自己決定の問題である。そしてこれには責任が伴っている。最初に紹介した「意思表示カード」への記入は、自己決定と責任の意思表示であるから熟慮が要求されるのである。

註

（1）野本亀久雄『臓器移植』一二八頁。
（2）柳田邦男『犠牲』二一三―二一五頁。

10 与えることは損であるか

臓器提供をするかしないかは各人の自己決定によるが、今日ではそれが社会問題として関心をよんでいる状況である。この問題の基本は、愛とは何かということにある。人間生活は表面的に見れば、人々の交流によって物を与えたり、受けとったりする営みであるが、その根本にあるものは慈愛の心であり、思いやりの心である。こうした心は平素は特別に働いているようには見えないが、人が困っているような状況を見ると、何かしてあげようという気持ちとして動く。たとえば、台湾の大震災が伝わったとき、募金等に応ずる行動はそうした心の現れである。ボランティア活動にせよ、奉仕活動にせよ、これらは無償の気持ちで人々のために何かをしたいという心（これが愛とよばれるものであろう）、の自然な発露である。こうした心の働きをここでは「与えることの愛」と定義しておく。

「与えることの愛」は自然の心であるが、それは利己心と混同されることもある。なぜかといえば利他的愛にみえる行為であっても、それは相手に何かを期待し、何かを求めようとする欲求と結びついていることもあるからである。これに対して台湾の大震災による被災者を助けようとする心は、相手から何かを得ようとする期待から起こっているのではない。それは自然な、純粋な心であって、これは東洋では「仁愛」ともよばれてきた。それは人の不幸を見て、何か援助せずにはおれない博愛に通ずる心であるから、人類愛とよばれてよい。なぜかといえばそれは人種や民族によって制限されるものではないからである。ところが、人間の心はこのような愛のみによって占められてはいない。すでに述べたように、われわれの心は私的利益への欲求をもっている。心はこのような利己的側面と利他的側面とをもっていて、これらの葛藤が人間の心であることは否定することのできない事実である。臓器提供をするかしないかという迷いが生ずるのは、心の二つの側面が葛藤しているからである。すでに述べたように、自分の身体は自分の所有であるから、たとえその一部分であっても、他人に譲りたくないという感情が働く。それはちょうど自分の所有物である金銭等に対する感覚と似ている。臓器提供を困難にしている有力な原因がこのあたりにあることをわれわれは認めなければなるまい。

問題は、自分にこだわる、狭い自己がいかにして他人の幸福や生命への関心へと拡大するかということである。自分の行為をどう見るかということが問題である。われわれは人にものを与えるとき、自分の所有物がそれだけ減少すると考えやすい。だからこうした行為は損であるといわれるのである。逆に、人から何かを得たときは、自分の所有物がその分だけ増えると考える。だから、われわれはそのとき「得をした」というのである。こうした思考と感情は、自他の行為を量的に見ることから生じているということができる。この点においいてフロムの次の言葉は注目される。

たとえ一人の人が他人に対してだけ破壊的であると見えても、この人は他人を侵すのと同じように自分自身における生命の原理を侵しているのである。宗教的には、この原理は、人間は神の似姿として創られた存在であるから、人間に対するどのような侵犯も神に対する罪である、といういいかたで表現されてきた。世俗的ないいかたでは、われわれが他人に対してなす一切のことは—善であれ悪であれ—またわれわれ自身に対してもやっているのだ、といえるであろう。「汝ら人に為《せ》らるるを欲せざることは、人にもまたなすなかれ」ということは倫理のもっとも根本的な原理の一つである。しかし、次のようにいうことも同じように正しい。すなわち、すべて他人に対してなすことはまた汝自身に対してなすことである。いやしくも、人間の中にある生命を目指す力を損うことは、必然的に自分自身にかえってくる。(1)

ここで注目すべき点は「すべて他人に対してなすことは、また汝自身に対してなすことである」ということである。われわれは自分がなす行為であるにもかかわらず、それを他人に対してなすときはあたかも自分自身の行為ではないかのように考える。なぜこのように考えるのであろうか。それは他人に対してなす自分の行為が自分自身のためになっていないかのように考えるからである。「自分自身のため」とは、量的にのみならず、何か具体的に見える形において自分にとってプラスになることを意味する。目に見えないものは自己を説得することができないということが考えられているとみてよい。自分の所有（金銭、地位、名誉等）にならないと見える行為からは喜びや満足が得られないと考えられているからであろう。

フロムは「他人に対してなすこと」と「自分に対してなすこと」とは同一であるという。なぜかといえばそれは自分がなしている行為であり、ただ方向が違うだけであるからである。真に自分がなす行為は、誰に対してであれ、真実の行為であり、意味と価値において少しも差異はない。仕事についても同じことがいえる。仕事をする場合、われわれはそれを人とか社会のためにやっていると考えやすい。仕事が同時に自分のためにもなされていると考える人は多くはいないようにみえる。仕事に充実感や生きがいが感じられない根本的原因は、仕事の社会的意義が認識されていないことだけにあるのではなく、仕事をする姿勢が自己疎外されていることにもある。フロムから学ぶべきことは、他人に対してなすことが同時に自分に対してなすことであるということである。従って、他人に対してなすことによって他人が喜ぶことは、同時に自分の喜びでなければならない。フロムはこのことがいえる根拠として人間性が「生産性」であることに注意を喚起する。彼は「生産性」を二つに分けて説明する。第一はそれが自己と自己の力とが一体として感じられる体験であるということである。

生産性とは、人がその力の具現として、また「行為者（actor）」として体験することであり、自己と自己の力とが一体であると感ずる体験であり、同時にその力が隠されておらず、彼から遊離していないと体験することである。(2)

少し説明をしておく必要があろう。まず、フロムは人間本性を生産的活動として見ていることが注目されなければならない。生きるとはこの活動であるが、身体的活動と心の動き（意識）とはほとんど一致していない。フロムはこの一致の可能性を人間本性の中に見出す。それが「自己と自己の力とが一体である」という体験である。これは活動と意識との一体であるといいかえることができる。一つ一つの手の動作や足の運びの中に心がこもっていることである。それは禅においていわれる「余念」を交えざる即今に成り切った活動に似ているところがある。

生産性の第二の特徴は、それが愛として具体化されるということである。彼は次のようにいう。

人を生産的に愛するということは、その人の生に対する責任を感ずるということである。彼の肉体的存在についてのみならず、人間的力の成長と発展についてもである。生産的に愛することとは、受身であることならびに愛する人の生に対して傍観者であることとは両立しない。それは、愛する人の成長に対する、労働と注意と責任とを意味するのである。(3)

フロムは人間本性を理性と愛として見る。しかもこれら二つは不可分のものとして見られる。現代の多くの人は愛をフロムが説くようには見ていない。愛といえば、それは愛されることのみを期待して愛することが忘れられている。愛は相手から見返りを期待することを求める欲求として見られている。こうした愛はいずれ破綻が来ないとはいえない。なぜかといえばそれは理性と愛に基づいていないからである。「生産的に愛すること」は、人間本性の自然な活動であり、フロムはその源泉を理性と愛とよぶのである。これが人間性に潜在する可能性とよばれるものである。理性とは、フロムによれば事物をありのままに、すなわち客観的に見て、しかも感覚よりも深く事物を洞察する能力を意味する。愛とは人に対する注意・配慮・責任を意味する。問題は、理性にせよ、愛にせよ、自分を他人と同じように公平に、ありのままに見ることができるか、自分を愛すると同じように他人を愛することができるかということである。臓器提供の根本問題もここにあると考えられる。

註

(1) E・フロム『人間における自由』二六五頁。
(2) 同書、一一〇頁。
(3) 同書、一二七頁。

11 宗教とは何か

脳死であると診断されたとき、即座に「臓器を提供します」と答えられる人は多くはいないだろうというのは、水谷弘（医師）である。彼は次のようにいう。

しかし自分が、そして家族が脳死になったその瞬間に、人助けを思いつくなどということは、ふつうはできない。そうした思常状況を仮想現実にしてくれるのが宗教的時間であり、宗教的説話である。無宗教であるということは、そういう機会が少なく、前もって覚悟を決めるチャンスもないということである。[1]

結論として無宗教の人が一番難しいのは、自分や家族の立場から、他人の利益を考える立場に転換することである。脳死になってからでは、臓器を人にあげようなどと簡単に思えるものではない。[2]

水谷はこのように述べ、臓器提供ができるためには宗教が必要であると示唆するが、宗教が何であるかについてはほとんど何も説明をしていない。日本人は家の宗旨を知ってはいても、宗教に関心をもつ人は多くはいない。いわんや宗教心をもっている人はきわめて少ないようにみえる。日本では、宗教といえば、人が死亡したとき行われる葬儀のときの読経によって故人は成仏するものと考える人が多い。勿論、これは立派な宗教心の現れであるが、この心が日常生活とは無縁のものと考えられているようにみえる。葬式仏教といわれるように、仏教は葬儀のためのものと考えられているのではないだろうか。改めて考えるべきことは、宗教とは何であるかということである。宗教が「死に対する恐怖」と深い関係があったことについて、神谷美恵子は次のように述べている。

苦しいときの神だのみ、というようなことばでも明らかなように、昔から宗教は苦しんでいるひとのために存在するもののように考えられて来たし、たしかにその考えかたを裏がきするに足るだけの事実も観察される。宗教は死に対する恐怖から出て来たものであるとの説の根拠もそこにある。現世においてみたされない欲求を、べつの次元でうめあわせする役割を演ずるものが宗教である、というみかたで宗教のすべてを説明しうると考えるひとは少なくない。(3)

宗教は確かに人生の苦しみを救済する教えであるが、ただ教義の意味が教えられたからといって直ちにその苦しみから人間が救われるものではない。なぜかといえば、仏教の場合でいえば、念仏とか座禅といった実践が必要であるからである。仏教では、人生の苦は「生老病死」の四苦であるといわれる。苦は病気の苦しみや死の恐怖だけに限定されるものではなくて、生きることも苦痛であるとみられる。生きることは老いることでもあり、老いることは身心が弱くなることでもある。これが人間にとって悲しいことなのである。なぜかといえば老化は手や足の不自由を伴い、歩行などが次第に困難となるからである。そのため人の中へ入って行くこともわずらわしくなり、孤独になりやすいが、それにも耐えがたくなる。かくして「老」の苦がつづくのである。高齢者を対象にした生涯学習講座において健康に関するテーマが最も関心をよぶのは以上の問題解決のためである。

ストア哲学の思想家としてよく知られているエピクテトス（五五？～一三五？）は死の恐怖について次のようにいう。

死は元来、それ自体として恐しいものではない。そうでなかったら、ソクラテスもまた死を恐れたはずである。死は恐ろしいものだという先入的な考えが、むしろ恐ろしいのである。それゆえ、われわれは、何物かによって妨げられ、不安にされ、あるいは悩まされたなら、決して他人を咎《とが》めてはならない。むしろ責むべきものは、われわれ自身、ことにそれに関するわれわれの考えである。自分の不幸のために、他人を責めるのは無教養の仕方であり、自分を責めるのは初学者の仕方である。自分をも他人をも責めないのが教養者の、完全に教育された者の、仕方である。(4)

これは確かに名言である。エピクテトスは奴隷でありながらすべての恐怖や不安から完全に自由な境地に達している。これがどのようにして達成されたかについては何も知られていない。奴隷である彼が、死への恐怖は死についての先入観であると指摘したことは、決して見逃すことのできない点である。死に限らず一切の不安・心配ごとは、まだ起こりもしない未来のことや、過ぎ去ってしまったことに対する想像や思いから起こる。エピクテトスはこうした思いから完全に解放され、いつ、どんな形でやってくるかもしれない死に対して覚悟ができていたとみえる。その背後にある思想は次のようなものである。

われわれの力の及ぶものは、判断、努力、欲望、嫌悪《けんお》など、一言でいえば、われわれの意志の所産の一切である。われわれの力の及ばないものは、われわれの肉体、財産、名誉、官職など、われわれの所為《せい》ではない一切のものである。(5)

哲学や倫理学は、いかに生きるかを問題にしてきた。この問題は、死とは何かという問題と深く結びついており、哲学はこの意味において死を問題にする。しかし、生や死を根本問題にし、その恐怖や不安から人間を解脱させるものは宗教であるとされてきた。フロムの研究者である谷口隆之助は「真の宗教体験」を次のように述べるが、考えさせられる言葉である。

真の宗教体験というものは、人生の根本の空しさに全身を浸したままで、しかもその空しさに絶望することなく、また過ぎ去っていくものにもよりすがることなく、自分自身のうちに贈られている溢れ出る生命を発見し、そこに新しい人生を見出す、という人間体験である。それゆえ、宗教というものの根本の問題は、決してこの人間世界を離れた単に彼岸の問題や、単に不合理な依存の問題ではなく、この不条理の人生になおそれ自身の意味と価値とを実現して生きようとする人間生命に火を点じ、決して消えることのない内面の生命の営みに人間を生かすことにあるのである。(6)

この中で注目すべきことが二つある。その一つは、人生はその根本において「空しい」という一種の寂寛感《せきばく》である。これは無常感でもある。権力をもち、高い地位にある人でも体力の衰えと共に淋しさを感じない人はあるまい。こうした人の中に、「自分が死んだら葬儀にきてくれ」と筆者に語った、ある学者が思い出される。多くの財産をもった人の中に高齢になるにつれ、益々金銭にこだわる人もいる。こうした人々を見て心ある人は「あの人は何を考えて生きてきたのだろうか」と疑問をもつ。宗教はこうした疑問から生ずる「空しさ」「淋しさ」、要するに人生の悲哀から始まる。もう一つ注目されるべきことは、宗教は人生の悲哀から「彼岸」の世界（極楽や浄土として表現される世界）への逃避ではないということである。「不条理」の現実を正面から直視し、その中で生きる意味と価値とを見出す主体的努力であるということである。その努力は、人生は無常であり、はかないものであるという自覚に立って、しかも虚無主義に陥ることなく、毎日の営みを充実していく努力である。従って、それはこの自覚のない、世俗的価値（金、地位、名誉、享楽等）への利己的努力とは天地の差がある。問題はこうした努力がいかにして可能であるかということである。この問題は各人がいかなる宗教を選択するかということにかかっている。そしてこれはまた人生における宗教的縁の問題であり、出会いの問題である。

以上のことを別のいい方で述べるならば、宗教は今をどう生きるかということを問題にする。神谷美恵子は、今を生きることは大いなるものによって生かされる体験であるという。生きるとは自分だけの力によって生きているのではなくて、自分以外の、見えない力によって生かされていると気づく体験であるといわれるのである。仏教でいうところの他力信仰とはこのことを意味する。しかし、この他力信は自己の努力の限界に直面し、ときには挫折体験をすることなしには起こらない。挫折体験は必ずしも他力信を生むとは限らない。自らが人生の悲哀や空しさを直視し、自分の内には生きる力がなお残っていることを信じ、自己を激励することなしには他力へ気づくことはできないであろうと考えられる。自力と他力との関係をどう考えるかは宗教の根本問題である。キリスト教でも「求めよ、そうすれば与えられるであろう。捜《さが》せ、そうすれば見いだすであろう。門《もん》をたたけ、そうすればあけてもらえるであろう。」(『新約聖書』「マタイによる福音書」第七章七)といわれる。これは考えてよい言葉である。

註

(1) 水谷弘『脳死』一五八頁。
(2) 同書、一五九頁。
(3) 神谷美恵子『生きがいについて』著作集I、みすず書房、一九八九年、二二四頁。
(4) ヒルティ(草間平作訳)『幸福論』第一部、岩波文庫、一九六一年、四九頁。

（5） 同書、四三―四四頁。
（6） 谷口隆之助『疎外からの自由』一九九頁。

12 倫理と宗教

一 いかにして死を克服するか

いじめによって自殺した中学生は全国で今までどのくらいの数に達していたのであろうか。神戸市で起こった中学三年生による児童連続殺傷事件以来、生命を大切にすることが大きな問題になってきたが、どのように考えるならば、生命は尊重されるようになるであろうか。自殺と他人を殺害することとは、全く別の問題のようにみえるが、果たしてそうであろうか。自殺も他殺も共通した問題から起こるとみることはできないであろうか。他方、一見して健康そうに生活している人も、その内面をみると、病気や死を恐れているに違いない。高齢者が生涯学習に熱心であるのは、一つには暇をどう活用するかという問題からきていようが、見方を変えれば、死が近づいているから残された生の時間を有意義に使いたいという、やむにやまれない気持によって促進されているということができよう。

改めて考えるべきことは、生は生、死は死というように、科学的に割り切って考えられるものかどうかということである。死の意味が改めて問われなければならない今日的理由がある。日本は今や世界一といってよい長寿国となり、男性の平均寿命は七十八歳に達しようとし、女性のそれは八十三歳になってきた。定年退職後をどう生きるかは、今日の大きな社会問題である。永六輔著『大往生』（岩波新書）が大きく注目されたのも、高齢社会の反映である。しかし、若い人にとっては死は遠い彼岸のことであって、現実感は乏しいというのが偽らざる気持であろう。とはいえ、心の中をじっとみつめるならば、死への誘惑とその恐怖心とが雑居していることも否定することのできない事実である。人はなぜ自殺するよう誘惑されるのであろうか。まず、この問題から考えてみよう。

いじめによる自殺や育児ノイローゼからくる母親の自殺を考えるとき、その動機として考えられることは、そうした嫌《いや》なことや悩みがいつまでもつづくと錯覚していることである。いずれも、時間が経過すれば、そうした感情は薄れ、次第に弱くなっていくが、それが圧倒的支配力をもって全自己に襲いかかってくる。それに呑み込まれてしまうとき、死への誘惑が唯一の解決として自然に起こってくるのであろう。なぜ死の道よりも生きることへの執念がよみがえってこないのであろうか。人間は挫折したとき、自殺以外に選択肢はないのであろうか。なぜ人は生への魅力を失うのであろうか。死と生の分岐点を左右するものは何であろうか。死への誘惑から生への転換を促すものは人間本性の中には存在しないのであろうか。永六輔はさきの本の中で座談会の内容を掲載しているが、その中で山崎章雄（医師）は次のように発言している。

ぼくはガンを治らない場合にも伝えていますし、治る場合にはもっと多くの人に伝えていますけれど、いずれの場合も、まず最初の反応は驚愕ですね。ただある程度自覚症状のある方の場合には、やっぱりそうだったか、と納得されることもあります。そして、その場で泣き出す人もいますし、その場は淡々としていても家に帰ってから……、あとで聞くと、ガンを告げられてからどのように帰宅したか覚えてないという人が結構います。しかし、必ずまた手術を受けるために病院に戻ってくるわけですから、その間にぼくらの窺い知れない心の葛藤があって、それを乗り越えられるんだろうと思うんです。

驚いたり、怒ったりするというのはごく自然な感情の流れなのではないでしょうか。告知をされて、嘆き悲しむことを恐れていたら何も先に進まない、そこが重要だとも思います。そこで勇気を持てなかったら、自殺でもするほかないわけですから、そこまで追い詰められてから逆に、何とかもっと生き延びてみようという気持ちが湧き上がってくる。(1)

この中で注目すべき点は、人間は追い詰められると、「逆に、何とかもっと生き延びてみようという気持ちが湧き上がってくる」ということである。「限界状況」(ヤスパース)というか、人生のぎりぎりに追い込まれると、不思議にその反対の方向、生きることへの力が内から湧いてくることは人間の秘められた力である。それは誰にも宿っているとみなければならないが、自殺へと促されるのはなぜであろうか。いじめによる苦しみとガンによるそれとは、原因が違うから違うようにみえるが、絶望に似た心であることに変わりはない。では、なぜ生きることへ立ち上がることができないのであろうか。立ち上がれる人とそうでない人との差はどう説明されるであろうか。

挫折し、生きる希望を失いかけたとき、立ち上がることができない人の場合、何が欠けているであろうか。「勇気」が欠けているといえようが、もう少し考えてみるべきことが忘れられているようにみえる。それは子供のときからの小さな失敗や挫折の体験があったかどうかということである。私たちは幼いときから、一歩誤れば死んでいたかもしれなような経験を二度三度はしていたであろう。そのとき、どのようなことを自然に学んでいたであろうか。親から危険な遊び（昔であれば、池で泳ぐとか、川に張った氷の上を歩くとか）は厳重に注意されていたが、子供はひそかに隠れてこうした遊びをしたものであるが、それによって学ぶことも少なくなかった。こうした経験によって人は次第に勇気と状況判断とを直感的に身につけ、習慣となっていることが多い。違った、新しい問題に直面しても、これに対応する知恵と方法とが浮かんでくるのである。病気にしても、怪我《けが》にしても、同様であるようにみえる。ところが、現代では子どもは幼いときから安全に育てられてきたために、危険なことに直面したことがない。また、それを自ら克服した経験も少ない。だからこそ、いじめられたり、不登校になったとき、立ち上がる力を秘めていても、立ち上がれないのではないだろうか。私たちはこうした力を「生きる力」とよぶことができる。山崎章雄はホスピスで英会話その他何かを学んでいる人においては「死ぬことと最後まで生き抜くことが完全に一致する」[2]とみている。このような生き方には死への恐怖はあり得ないし、死を待つという距離感もあり得ない。そこには全力で生きている姿があるのみである。そこには、今を生きるということがあるのみである。道元は「今日一日道《こんにちいちにちどう》を聞《きゝ》て仏意《ぶっち》に従《したがっ》て死せんと思ふ心を、まづ発《おこ》すべきなり。[3]」という。本格的に生きることは、道元にあっては仏道に従う不退転の心である。この心が「朝《あした》に道を聞《きい》て夕べに死すとも可なり」の意味であると道元はいうのである。凡人は、仏道よりも将来の衣食住のことを考え、さらに地位や金のことを第一に考える。仏道は凡人とは無関係のものとして考えられるのである。しかし、仏道はこの私を助け、生きることを支え、強める力であると教えられたら、われわれはどう考えるであろうか。

二　他力と自力

こうした疑問に対しておそらくわれわれは以下のように答えるであろう。仏道といわれても、それは現実の生活とは無関係のようにみえ、たとえそれを信じ、その教えに従ったとしても、生活が豊かになるわけでもないと。仏教など、およそ宗教は死が近づいている人にのみ関係があることであって、健康で順風に帆をあげて快走している人にとってはむしろ束縛でしかないと。また、それは若い人にとっては何の魅力もなければ、プラスになるものでもないと。このように、いろいろな疑問や反論が十分考えられる。これに対しては次のように答えることができよう。

まず、大学を受験する高校生が、全国の各種の神社に参拝し、合格を祈願するのをどう説明することができるであろうか。正月に、全国の三大稲荷に一〇〇万人以上の人が参拝し、有名な神社にも同じように多くの人が参拝し、賽銭を投げるのはなぜであろうか。いうまでもなく、合格、家内安全、無事息災、繁栄と利益等、要するに現世的利益と成功が目的である。察するに、人の心の中には、不安、心配、恐れなどがかすかに働いていて、これが神または仏へ帰依させていると考えることができる。しかし、人間は身勝手なもので、大学へ合格し、卒業後も目指す企業または諸官庁に就職した後は神も仏も忘れ、すべては自分の能力と体力とによって獲得したものと自惚れる。仏や神は無力なものだ、といわんばかりの勢いである。そうした順風に快走する人の上に、いつ、どんな形で逆風が襲いかかるかもしれない。挫折、失敗、病気、親の死、知人の裏切り、天災、景気変動等、突然の出来事は必然性をもっているとみなければならない。これらによって、自己の人生が大きく狂うこともしばしばみられる事実である。

このような状況に追い詰められた人は、心の中でひそかに「助けてくれ！」と叫んでいるとみなければならない。彼はこの声が他人や知人に知られたくないと思うから、いろいろと偽装を試みる。これは第三者にはわからないようにみえるが、その不自然さは見破られる。人生の限界状況に追い詰められた人は、親鸞のいわゆる「自力」のもろさに気づかされるのである。親鸞は次のようにいったという。

自力作善《じりきさぜん》のひとは、ひとえに他力をたのむこゝろかけたるあいだ、弥陀の本願にあらず。しかれども、自力のこゝろをひるがへして、他力をたのみたてまつれば、真実報土《しんじつほうど》の往生をとぐるなり。煩悩具足のわれらは、いづれの行にても生死《しやうじ》をはなるゝことあるべからざるをあはれみたまいて、願をこしたまふ本意、悪人成仏《じやうぶつ》のためなれば、他力をたのみたてまつる悪人、もともと往生の正因《しやういん》なり。(4)

自力の人は、「真実報土の往生をとぐる」ことができないといわれる。なぜかといえば彼は自力を信じ、何でも自力によって可能であると信じているからである。しかし、さきほどいったように、突然の出来事によって人間は失敗し、あるいは不治の病気に襲われることがある。回復の見込みのない病気、再起不可能とみえるような挫折や失敗に直面したとき、人は心の中で神または仏に「助けてください、生かしてください」と心から祈るような気持で叫ぶに違いない。これは、親鸞のいう「他力」へ心が向かっていることの現れであるとはいえないであろうか。「他力をたのむ心」は、誰にもあり、いつでも働くとみなければならないが、絶体絶命の一大ピンチに立たされない限り、容易に起こってくるとは考えられない。こうした状況に追い込まれるとき、人間は不思議に何かに頼り、加護を求めるようになる。彼はもはや自分自身ではどうすることもできないからである。その場合、頼む相手（相談相手）は、友人、兄弟姉妹、親または先生であろうが、神や仏も頼まれる相手であることに何ら変わりはない。神や仏は言葉をもっていないようにみえるが、人間は祈りによって語りかけ、神または仏からの答えを聞きとることができるのである。その祈りとは、たとえば「帰依仏、帰依法、帰依僧」であるかもしれない。キリスト教の場合でいえば次の言葉であるかもしれない。

天にいますわれらの父よ
御名《みな》があがめられますように。
御国《みくに》がきますように。
みこころが天に行《おこな》われるとおり、
地にも行《おこな》われますように。
わたしたちの日《ひ》ごとの食物を、
きょうもお与えください。
わたしたちに負債《ふさい》のある者をゆるしましたように、
わたしたちの負債《ふさい》をもおゆるしください。
わたしたちを試《こころ》みに会《あ》わせないで、
悪《あ》しき者《もの》からお救《すく》いください。

(「マタイによる福音書」第六章9―13)

要するに、こうした祈りは他力を頼む心である。それは不思議にわれわれの心に湧き起こってくる声である。もっともこうした言葉を知っていなければ、声となって現れることはできない。しかし「助けてください」という声は自然に現れるから、人間の本性には本来他力への要求は存在するものと認めなければならない。他力への要求は否定することのできない事実である。それは「念仏」へと発展するものと考えることもできる。念仏とは、親鸞にあっては「南無阿弥陀仏《なむあみだぶつ》」である。「南無」とは「帰命・帰依《きえ》」のことであり、これは浄土が人間生活の依りどころであり、帰るところであるという意味である。「阿弥陀仏」とは、無限の命と光であり、人間の計り知れないものという意味である。この念仏を人間に唱えさせることができるのは、人間には「弥陀の本願」（生死の不安と苦悩に悲しむ衆生を救わんとする大きな願い）にあずかりたいという一心があるからである。これが信仰の始まりである。

念仏は誰にも唱えやすいが、人間は死に直面するほどの危機がわが身に訪れない限り、念仏を唱える気持にはなれまい。なぜであろうか。それは「自力作善」によって何事も可能であると考えられているからである。それは他力にあずかろうとする気持を排除する。見方によれば、自主独立の精神があると考えることができるが、これは一歩間違えば自分の地位と金とにこだわり、執着する「煩悩」と表裏一体の構えでもある。親鸞はこれを「わがはからい」といい、その限界を示すのである。念仏は自力から他力への一大転換を内から促進する自然の力である。これは、親鸞においては「如来の本願力」とよばれ、念仏を通して成就されるといわれるのである。

三　自力と他力との融合

永六輔は『大往生』の最後のところで死について次のような歌をのせている。

人は死にます
必ず死にます
その時に　生まれてきてよかった
生きてきてよかったと思いながら
死ぬことができるでしょうか
そう思って死ぬことを
大往生といいます(5)

この中で考えてみなければならないことは、「その時に生まれてきてよかった」といえるためには、どう考えて生きたらよいかということである。毎日、充実した生き方をしないで、死の直前になって「生きてきてよかった」といえるであろうか。「人間の幸福なんて、棺桶に足を入れるときでないとわからない」という人がいる。では、平素、仕事などに不平不満をもち、病気がちで家庭も明るくない人が、「棺桶に入る」直前、意識があるとき「生きてきてよかった」というであろうか。その顔を見たとき、このような人であったということができるであろうか。もし否定的答えが返ってくるならば、「毎日をどう生きるか」ということが改めて問われなければならない。人生は時間である。毎日といっても、午前、午後、夕方、夜と変化する中で、ついつい、時に流されるだけの一日であったりすることは多い。無常感が意識されていないのである。人間はいつ病気になり、知らないうちに老化し、いつしか孤独を感じ、死を迎えるということが、平素、それほど感じられていないのである。道元は次のようにいう。

念々止《とど》まらず、日々遷流《せんる》して無常迅速《むじやうじんそく》なること、眼前の道理なり。知識経巻《きようぐわん》の教へを待つべからず。只念々《ねん〱》に明日《みやうにち》を期すことなく、当日当時ばかりを思ふて、後日は太《はなは》だ不定《ふぢやう》なり知り難ければ、只今日《こんにち》ばかり存命《ぞんめい》のほど仏道に随はんと思ふべきなり。(6)

「今日」とは一念の時を意味する。一念は「無常迅速」である。だから一日は速く、一年も速く過ぎる。だからこそ「一念発起」ということが大切となるのである。しかし「今、やらなくてもよい」「明日やればよい、急ぐことはない」と考えて、仕事や勉強、さらに毎日の事務的なことを延期する人はきわめて多い。仏道修業は実はこうした一つ一つの仕事の中にあるのだが、これを知る人はこれまたきわめて少ないようにみえる。明日の自分はわからないと覚悟すべきであるからこそ、道元は「明日を期すことなく」今に心を集中し、修業に励めよ、というのである。

イエスも次のようにいっている。よく引用される名文である。

それだから、あなたがたに言っておく。何を食べようか、何を飲もうかと、自分の命のことで思いわずらい、何を着ようかと自分のからだのことで思いわずらうな。命は食物にまさり、からだは着物にまさるではないか。空の鳥を見るがよい。まくことも、刈ることもせず、倉に取りいれることもしない。それだのに、あなたがたの天の父は彼らを養っていて下さる。あなたがたは彼らよりも、はるかにすぐれた者ではないか。あなたがたのうち、だれが思いわずらったからとて、自分の寿命をわずかでも延ばすことができようか。また、なぜ、着物のことで思いわずらうのか。野の花がどうして育っているか、考えて見るがよい。働きもせず、紡ぎもしない。しかし、あなたがたに言うが、栄華をきわめた時のソロモンでさえ、この花の一つほどにも着飾ってはいなかった。きょうは生えていて、あすは炉に投げ入れられる野の草でさえ、神はこのように装って下さるのなら、あなたがたに、それ以上よくしてくださらないはずがあろうか。ああ、信仰の薄い者たちよ。だから、何を食べようか、何を飲もうか、あるいは何を着ようかと言って思いわずらうな。これらのものはみな、異邦人が切に求めているものである。あなたがたの天の父は、これらのものが、ことごとくあなたがたに必要であることをご存じである。まず神の国と神の義とを求めなさい。そうすれば、これらのものはすべて添えて与えられるであろう。だからあすのことを思いわずらうな。あすのことは、あす自身が思いわずらうであろう。一日の苦労はその日一日だけで十分である。

（「マタイによる福音書」第六章、二五―三四）

イエスは「神の国と神の義とを求めなさい」という信仰が人間にとっては第一であるというのである。そうすれば、一日一日が祝福され、生きることに感謝ができるというのである。道元にとっては明日の命は保障されていない。だから「たゞ今日今時《こんにちこんじ》をすごさずして日日時時《にちにちじじ》を勤むべきなり」(7)という。毎日を「すごさずして」「勤むべきなり」という。「すごす」とは、一日を何となく生きること（消極的生）であるのに対し、「勤む」とは「只管打坐《しくわんたざ》」のことである。おしゃべりや雑談に時をすごさず、ただひたすら座って静かに自分の心を究め、一念に生きよ、というのである。「生死の輪廻《りんね》をきる大事」はこの修業にかかっている、と道元は力説してやまない。

「生と死」の問題は、生への執着からいかにして解脱するか、死への不安と恐怖からいかにして自由になるかということである。生への執着は親や妻子から死別したくない、金や地位にいつまでもしがみつきたいという欲望であり、これが生を苦しめるのである。苦しみ、もがくこともなくどのようにして静かに死ぬことができるか、どのようにして大往生をとげることができるか、これは誰もが死について抱く不安である。いずれの場合においても、深く心を見ると、今の心に気づかず、自分の生や死を人の生や死であるかのように批評しているかのようにみえる。自分の今の心に直接切り込んでいないところに、生死が他人事のようにみえているのである。今の心が、すなわち、今の一念が全く忘れ去られているところに問題があるとみなければならない。この問題を解決するために、仏教では自力（座禅）と他力（念仏）との二つの方法があって、これらは全く対立し、別々の力であるかのように論争されることもあった。綱島梁川はこれら二つの力は別々の違ったものではなくて、一つの力に互いに融合するものと考え、この力を「融合力」とよんだ。生きる力は、人間の本性に宿る自然の力であって、それはわれわれに生きる勇気と希望を与える生命力である。座禅はこの力を養う方法である。他方、人間は心身共に弱い存在であって、挫折と失敗とに陥る危険にさらされている。そうした場合、われわれは神や仏に対して救済のために祈りや念仏を唱えるように自然に動かされる。われわれはすでに「如来の本願力」によって助けられる信心を内にもっているとみなければならない。われわれは、「弥陀の本願」によって常に働きかけられているとみてよい。その声なき声に応ずるものが念仏である。この念仏が口から出てくるのは、実は、人間のうちに生きようとする「たくましい」自然の力が絶えず働いているからである。われわれはこの力を自力（「はからい」の心とは区別される力）とよんでよい。この力が実は他力をよび込んでいるとみることができ、他力はこの自力を働かすように促しているとみることができる。梁川の「融合力」は以上のようにして理解されようが、それは人生の悲哀において初めて経験される事実である。

註

（1）永六輔『大往生』岩波新書、一九九五年、一七〇頁。
（2）同書、一七六頁。
（3）懐奘編・和辻哲郎校訂『正法眼藏随聞記』岩波文庫、一九五八年、四五頁。

（4）金子大栄校訂『歎異抄』岩波文庫、一九六一年、四〇頁。
（5）永六輔『大往生』一九六頁。
（6）『正法眼蔵随聞記』二九頁。
（7）同書、一〇四頁。

13 現代社会とストレス——心の平静の問題——

現代は車社会であり、運動不足になりやすい。しかし、健康のために適当な運動を毎日つづけている人は多くはいないようである。最近ではストレスが増えつつあるといわれる。ＯＬや管理職にある人はストレスのため、「心療内科」へ通院する人が増え、東京都のある診療所ではクリニックのカルテの番号が三五〇〇番台になっているという。そのうち、約四〇〇人が現在クリニックを訪れているという。一人の診察に約一時間かかるといわれる。最近ではＯＬやサラリーマンのため夜間診療所も開設されている。

ではストレスが起こる、現代の状況とは何であろうか。診療所を訪れるＯＬの年齢は二十代後半が多いといわれ、管理職では五十歳過ぎの人が多いという。あるＯＬ（二十八歳）は「仕事が忙しくパソコンの画面を六時間以上も連続してじっと見つめる毎日」（『山陽新聞』夕刊、一九九七年十一月二十六日）のため、眼精疲労と頭痛に悩み、心療内科を訪れたという。管理職にある五十歳代の人々の中に、休職をしている人がいることをよく聞くことがある。最近（平成九年十一月）も私のよく知っている高校教頭の先生がガンのため死亡した。

彼はここ二年間ほど休職し、療養生活を送っていたが、五十七歳で帰らぬ人となった。高校の校長経験者の話によれば、教頭職は激職であるという。死亡した教頭は教頭職四年目にはいってから体調がすぐれず、入退院を繰り返していたそうであるが、学校運営に支障を来すと察したのであろう。遂に休職し、自宅で療養し、病院に薬をもらいに行くという生活であったという。彼は明るく、真面目であり、頭もよく、気もつくし、さっと行動するという、教頭職には最適の人物であった。スポーツマンでもあり、健康そうにみえていたが、ストレスが内臓にきていたとみえる。ストレスは心の「緊張」であり、それは生理的諸機能に直ちに影響する。多くの成人病はストレスが重なったために、起こっていると考えられる。こう考えると、いかにして心をリラックスするか、休養をどのようにしてとるか、忙しい毎日の中で休息をどのようにしてとることができるかということは、現代人にとって重要な問題である。「仕事とストレス」がテーマにとりあげられたのはそのためである。

さて、ではどのように仕事をすれば、ストレスを起こすことなく仕事をつづけることができるであろうか。生きることはある程度のストレスを伴う。生きることはストレスとリラックスとが相互に周期的にやってくることでもある。問題はこの二つを仕事をしつつどのように調和させるかということである。この点についてヒルティは次のようにいっている。

ひとの求める休息は、まず第一に肉体と精神とをまったく働かせず、あるいはなるべく怠けることによって得られるのではなく、むしろ反対に、心身の適度な、秩序ある活動によってのみ得られるものである。人間の本性は働くようにできている。だから、それを勝手に変えようとすれば、手ひどく復讐される。もちろん、人間は、とうの昔に休息の楽園からは追放されている。神は働くことを人間に命じたが、しかしまた否応《いやおう》ない働きにともなう慰めをも与えてくださった。だから、本当の休息はただ活動のさなかにのみあるのである。すなわちそれは、精神的には、仕事が着々とはかどり、課せられた任務がよく果たされていくのを見ることによって得られるし、また肉体的には、毎夜の睡眠や、毎日の食事など、自然に与えられる合い間の休みや、何物にもかえがたい日曜日の休養のオアシスの中に真の休息は得られるのである。こうした自然の休憩によって中断されるだけの、絶え間ない有益な活動の状態こそが、この地上で許される最上の幸福な状態なのである。(1)

この中で説明をしておく必要なことが一つある。それは「活動」の意味についてである。ヒルティの「活動」は平静な心に支えられた活動のことである。平静な心に基づかない活動は肉体的にも精神的にも早く疲労をもたらし、ストレスを起こす。ヒルティの「平静」は、ストア哲学とキリスト教とから影響されており、彼の思想全体を貫く根幹である。だから彼のいう「活動」は落ちついた心に支えられながら、仕事を場合によっては手早く処理する作業ともなるのである。換言すれば、手や足は忙しく、心は常に平静な状態をヒルティは考えているのであるが、彼自身これを実践した人である。彼が「本当の休息はただ活動のさなかにのみある」というのは、心の平静が前提にされているのである。多くの人は、ヒルティもいうように、活動と休息とを別のものと考える。仕事が早く終わることを望むのはそのためである。仕事が終わったら各種の娯楽（遊びや趣味）に多くの楽しみを求めるのもそのためである。しかし、この種の楽しみは心の平静とは矛盾し、しばしば心を荒々しくし、心を粗雑にする。その結果は自己充実感が得られず、生きることに不満と空しさが感じられるにすぎない。心は仕事から離れ、自分自身を考えることが薄れていく。

仕事とストレスとの関係を考えるとき、忘れてはならないことは、仕事は何のためになされるかという問題である。いいかえれば、仕事についての価値観が問い直されなくてはならないということである。仕事は金と地位とを得るための手段であるにすぎないと考える人は多い。金と地位の二つが仕事の唯一の目的であろうか。それ以上の目的は考えられないであろうか。こうした問いが意味をもつのは、ストレスにかかっている管理職の人の中には、それぞれの「地位」を人生の唯一の目的であるかのように考える人が少なくないようにみえるからである。ここで誤解してはならないことは、地位は人から与えられるものであって、それは自分が無理をして手に入れるようなものではないということである。仕事に対して全心を打ち込んでいれば、社会的地位は自然に与えられるとみるのが自然である。しかし、同じ年齢の友人や兄弟の中に、自分よりも学歴や社会的地位の高い人がいると、自分が焦りを感じ、無理をして、いわゆる「出世」を早くしようとするようになる。ストレスはここから起こるとみてよい。問題は、性急に早く仕事を仕上げることにある。ウィリアム・オスラー（一九〇四年、ジョンズ・ホプキンス大学の内科教授）も次のようにいう。

人生における最も悲しむべき悲劇の一つは、急ぎ、慌て、騒ぎ立て、さらに過度の緊張のために、若い学生が人生の途中で挫折することである。(2)

オスラーはこういった後、W・ジェイムズの次の言葉を引用する。

挫折の原因は……ばかげた切迫感とゆとりのなさ、息切れと緊張、外見への懸念と結果についての憂慮、内的調和と平静な心の欠如などにある。(3)

これらの言葉は四十歳代から五十歳代の管理職にある人にとっては強く訴えるであろうと考えられる。二十歳代の若い人がオスラーの言葉を単に「のんびりと構えてやればよい」と軽く解釈するならば、それは正しい理解ではない。なぜかといえば、オスラーは一日数時間を「才能の練磨」に規則正しく使わねばならないといっているからである。このようにすれば、「一日一日とその差がつき、一週間でその効果がはっきりと見え、一ヵ月も経つと今後も続けていける見通しが立つ。かくして諸君は習慣を獲得したことになり、一の才能を有する者には高い利息がつき、十の才能を有する者には少なくとも将来のための資本金がたまることであろう。(4)」とオスラーはいう。

ストレスは時間の使い方が研究されていないために起こる。時間は時計を見るように外にのみ求められてはならない。時間を上手に使うとは、心を平静にし、落ちついて仕事を急がず、休まず、着実に進めることに外ならない。「休まず」とは、長期にわたって仕事を継続することの意味であって、毎日、心身を無理して酷使することではない。要は、楽しみながら仕事をしているかどうかが問われるのである。ストレスはイライラして仕事をすれば起こり、心身のアンバランスを起こし、身体機能を硬化させる。心と身体とが不自然の関係になっているわけで、そのバランスは心の平静を保つことによって可能となる、と古来いわれた。ストア哲学と禅はこの点において似ているとみることができる。

ストレスは、今日では人間関係のあり方から起こる。人間関係の問題は、つきつめて考えれば、利己主義をどのように克服するかということである。人間関係の挫折は、職場における競争に敗北することからくる。なぜ競争するかといえば、人よりも早く高い地位につきたいからである。高い地位について何のメリットがあるかといえば、「私は君よりも実力があるのだ。多くの部下をもっているし、給与も多い。」という優越感が得られるからである。そのために、人は無理をし、病気になり、死を早めるが、その前に、病床において人生の敗北感に悲しみながら、「残念、無念」のうめき声をひそかに出す毎日がつづく。この苦しみを救済するものはないのか。それは人生観、価値観の一大転換である。ストア哲学、キリスト教、仏教は新しい生き方をめざして人間に自己変革を迫ってやまない。ここで、注意すべきことは、たとえ人より早く、しかも人が嫉妬するほどの高い地位に登りつめた人でも、いつ墓穴を自ら掘るかわからず、その地位も期限つきであるということである。一度、その地位から去った人は、多くの人から、部下からさえも遠ざけられ、孤独の淋しさを一日一日と強く感じざるを得ない運命を背負っているとみなければならない。勝者もいずれ敗北者になる可能性をもっているのである。

さて、ストレスを解消し、落ちついて仕事をするためには、以上の考察から二つの条件が必要とされる。これらは心の平静と価値観の転換（生き方の変革）とである。心の平静は心の動きが自然になることによって得られる。「自然になる」とは、心が焦らず、イライラしないことである。しかし、これは最も困難なことである。どのようにすれば、心の調整は可能であろうか。古来、禅は心を整えるために座禅を説いてきた。毎日の生活の中で禅はどのようにすれば応用されるであろうか。私は学生時代に座禅の指導をある老師[5]から受けた経験をもっている。今も私は禅については関心をもち、心の調整に工夫を試みている。老師夫妻は常に以下のようにわれわれに教えられた。座禅の秘訣は呼吸の工夫にある。息を吐くときは吐くことだけに成り、息を吸うときは吸うことだけに成ることである。息を吐くときは、静かに吐き切ることが大切である。その間、すべての余念（いろいろと起こってくる思いなど）を入れないように呼吸に成り切ることである。これだけのことであるが、いざ実行すると、余念、雑念が呼吸の隙間から知らぬ間に起こっては、消えている。呼吸を整えることは最も困難なことである。私は老師夫妻がいう「呼吸の工夫」を次のように試みている。

基本的には呼吸に自分をまかせることである。とくに、息を吐くときはできるだけ静かに長く吐き終わるようにする。そして息を吸い込むのであるが、やはり吐くときに注意することが大切であるようにみえる。老師夫妻は「歩くときは歩くだけ」とよく話しておられた。忠海町（広島県）の「少林窟道場」の「放尿にあってはただ放尿すべし」という貼り紙が今も忘れられない。要するに、日常の起居動作（道元の「行住坐臥」）がそのまま呼吸と一つになっているかどうかが問われているのである。さらに心境が進めば、呼吸していることさえも忘れられるのであろう。「呼吸」を意識的にやれば、それに力を入れるようになり、何か不自然さが感じられる。元来、呼吸は自然のリズムであるから、これと自分とは一つにならなければならない。呼吸に「力《りき》み」を入れるのではなくて、呼吸にゆっくりとまかせるように意識的にやれば、呼吸と自分とが自然に一つになれるように思われるのである。いずれにしても心の平静はこのようにして得られることは確かであり、仕事の疲れも少なくなり、その能率が上ることは確かである。

ストレスが起こると、諸症状は誰にも気づくはずである。すでに紹介したＯＬの頭痛（パソコンによるもの）、管理職の場合でいえば、胃や肝臓がかたくなるとか、便秘するとか、こういったことは誰にも気づく。これらとストレスとの間に因果関係があることは明らかである。私は大学院在学中、勉強に集中したため、痔病になり、その手術とその後の回復に苦しんだ経験をもっている。二十四歳の春のことである。当時を回顧すると、便秘が三日ぐらいつづいていたように記憶している。それは過度の勉強からくるストレスのためであった。ある縁があって、西式健康法の創始者・西勝造の指導を一日受け、この体操を四十年間近く実践してきた。最近は、これにプロレスの「ブリッジ」（約四百回～五百回）をつけ加え、合計四種類の室内体操を毎朝約三十分間行った後、ジョギング（約十七分間、二・五キロのコース）に出かけている。ジョギングは二十年近くつづけている。こうした健康法を実施するとき、どのようにして運動と心とを一致させるか、この一致の困難さを思い知らされてきた。体操やジョギングをするとき、心は逃げ、身体の動きのみがつづき、「早く終わればよいのに」という意識が常に起こる。しかし、最近では、さきに述べたような心の工夫によって、すなわち呼吸にまかせるように、とくに吐くことに注意しながらこれに合わせるように手足を動かすことができるようになってきた。そのために、三十分間ほどの体操も意外と早く終わってしまうのである。これは呼吸と手足の運動とがリズミカルに自然に一致するので、それ以外の意識がほとんど働かないためであると考えられる。ジョギングも自分なりのペース(二・五キロ、約十七分間)であるが、最近は呼吸と走ることとが一致するように、従って他のことを考えないように心の隙にも注意しつつ走るので、十七分間がそれほど苦痛ではなくなってきた。何しろ、ジョギングだけでも二十年つづけ、その間、呼吸と走行との関係についてはいろいろ工夫してきたが、決して理想に達しているとはいえない。しかし、毎朝こうした心身のトレーニングをした後の一日はすべてが快適であることは確かである。心の平静を保ち、しかも一日の活動の中にあって呼吸を乱さないようにすることが、仕事を楽しくかつ能率的にするコツである。

註

(1) ヒルティ『幸福論』第一部、一五―一六頁。
(2) W・オスラー(日野原重明・仁木久恵訳)『平静の心』医学書院、一九九七年、四三四頁。
(3) 同書、四三五頁。
(4) 同書、四三六頁。
(5) 老師とは井上義光老師(広島県竹原市忠海町、少林窟道場窟主)であり、昭和二九年―同三六年の間(私の大学院在学時代)、広島大学禅学会の講師として毎月一回来学し、学生や教職員を対象として座禅の指導をされた。

14 人生の転機と二十代

一 人生の分岐点

すでに紹介したように、「脳死になったその瞬間に、人助けを思いつくなどということは、ふつうはできない。」「脳死になってからでは、臓器を人にあげようなどと簡単に思えるものではない。」確かにこのとおりであろう。だからこそ、平素の生活の中でどう生きるかが問われるのである。この問題は生涯にわたってその解決が求められるが、これこれが完全な答えであるということは多分誰にもできないであろう。だからといって平素の生活の中でただ流されるままの、その日暮らしの生活では、臓器提供の可能性はなおさら少ないであろう。こう考えられるとすれば、今まで考察してきたように、脳死や臓器移植について考えることは大きな意味をもつということができる。

死は、柳田邦男もいったように、「だんだんに訪れてくるもの、あるいは人はだんだんに死んでゆくもの」であるとすれば、裏からいえば人は最後までどう生きるかということが問われなければならない。しかも、この問いは、平素から考えておかねばならないことがらである。とくに、若いときの諸経験の中で人や書物との出会いは、そのときは生き方の問題と直接の関係をもってはいないようにみえても、その後の人生において重要な意味をもつものとして思い出されることがあるからである。

イギリスの思想家・J・S・ミルは二十一歳のとき「精神的危機」がおとずれたという。その「危機」とは、分析的思考と感情とのアンバランスからくる一種のノイローゼであった。彼は三歳のときから父（J・ミル）によってギリシア語を徹底的に教えられ、八歳のときにはラテン語を学習し始めたという。七歳の頃にはすでにプラトンの『対話篇』を読んでいたという。十二歳までにはラテン語で書かれた書物を十冊以上も読んでいたといわれる。これはJ・ミルによる、驚くべき秀才教育であり、息子のミルはこれに答えられるだけの天分をもっていたといえる。J・S・ミルは語学だけでなく、代数学や幾何学をも父から教えられ、十七歳頃には政治、経済、宗教についての論文を書くことができ、父に代わって論文を書くこともできたという。語学と数学との両方の学力が身についていたから論理的思考とその文章表現とが可能であったのである。しかし、彼は二十一歳の冬になってノイローゼに襲われた。彼は次のように語る。

私の長い間の知的修練が、早期に何でもかんでも分析してしまうことを私の抜きがたい習慣にしてしまって、そういう分析の持つすべてを解きほごす力に抵抗できるだけの強さのある感情を、私の受けた教育は育ててくれなかったのだ、と私には考えられた。そういうことの結果として私は、舟よそおいをととのえた船に楫もつけて舟出しながら、帆がないばかりに、航海に出たと思ったとたんに立往生してしまったのだ、と思われた。つまり、ある目的場にむかって漕ぎ進めと注意深く装備はしてもらったのだが、是が非でもその目的地へという本当の欲望はなかった。善とか人類のためとかいうことにも真のよろこびは感ぜず、さればといって他の何事にも格別よろこびを見いだしているのでもなかった。心中の虚栄や野心の源泉も、善行の源泉におとらず、完全に涸れてしまったかに見えた。私は（考えてみると）あまりにも年少のうちにある程度虚栄心を満足させ得た、傑出したいえらくなりたいという欲望が一つの情熱になりもしないうちに、すでに多少は傑出もし、多少は自分をえらいとも考えていた。私のなしとげ得たものはごく些細なものではあったけれども、しかもあまりにも若くなしとげたために、すべてあまりにも早く味わい得た快楽と同じことで、私をその追求にあきさせ無関心にさせてしまった。こうして私利を追うよろこびも無私のよろこびも、私にとってはどちらももはやよろこびではなくなった。さればといって私の性格形成をはじめからやりなおさせるだけの強い力、今ではひきかえすこともできないほど分析的になってしまった私の頭に、何でもよい普通の人が欲望の対象とするものを新しく楽しみと結びつける力は、私にそなわっているとは思えなかった。(1)

このような「危機」からミルを救ったものは、一冊の本（十八世紀のフランスの作家・マルモンテルの『回想録』）との出会いであった。ミルはこの本の内容について詳しく述べていないが、マルモンテルが不幸な生い立ち（父を早く失ったこと）のため悲しみに沈んでいたとき、「子供だった彼に突如霊感が湧き出て、自分こそ一家のために何もかも引き受ける」という一種の使命感によって立ち直ったマルモンテルに深く感動した。そしてミルは「新しい理論(2)」を築き上げることに成功するのである。

田中菊雄（英語学者で、岩波英和辞典の編者）は、高等小学校しか出ていない人であるが、独学で中学校（旧制）教員の資格を取得し、その後さらに独学により高等学校（旧制）教員の資格を取得した人である。彼は昭和三十五年三月、山形大学を停年退官した。彼は若き日を回顧して次のように語る。

二十代の前期はやはり人生最大の危機である。この時代がいかに導かれるかということはきわめて重大である。人生行路の分岐点に立って、いかなる先輩、先達をもつかということが、結局運命の分かれ目である。わたしは当時かたいなかの一小学校教師として独学孤独の生活をしていたが、新渡戸稲造の『修養』と『世渡りの道』という二書によって導かれたことを、今も深く感謝している。まして、同先生に親しく導かれた人々の感激と幸福はどれほどであったろう。(3)

二十代前半は人生の分岐点である。その前半とは、いうまでもなく二十歳から二十五歳までの五年間である。

学生はこの大切な時期に位置づけられていることは注意すべき点である。とくに、二十歳前後は、進路や能力、人間関係（友人に対してばかりでなく、先生との人間関係）において悩みの多いときである。これらのどれかに挫折することによって、その後の人生が大きく変わることは十分考えられる。二十代前半が「人生行路の分岐点」といわれるのはそのためである。これを判断するときの指針が、田中にとっては新渡戸稲造であった。

私が二十代が人生において重要であると主張するのは、二十歳から三十歳までの約十年間の集中度がその後の人生を決定するとみているからである。大学院の博士課程（現在では後期課程）が終わるのは、二十七歳のときである。学部卒業が二十二歳のときであるからこの五年間は学問の基礎工事の時期である。博士論文が完成するのは、文系と理系とでは違うが、文系の場合、それから最低五年はかかるから、三十二歳から三十三歳ごろである。学部を卒業してから十年間が必要とされるのである。「十年一昔《ひと》」といわれるが、十年目は人生の大きな転機の年である。学部を卒業し、企業に就職してからもこの十年間には各種の社内研修が行われる。公務員になっても同様である。ドイツ語学者の関口存男は「十年たてば世の中もずいぶんと変るように、十年たてば個人も相当『素質』そのものが変るのです。四十五十になった中老ではもう駄目ですが、二十代三十代の人ならば、十年たてば、鈍才が天才になり、天才が鈍才になるくらいの事は、お茶の子さいさい、朝飯前のことと思ってよろしい。[4]」という。彼は「頭は勉強によって冴える」というが、その「勉強」とは「不退転の決意」によって、まず、十年間何かの勉強に没頭するという意味である。

関口存男（一八九四―一九五八）は陸軍士官学校卒業後、肋膜炎で入院し、退院後も療養したといわれる。結婚（大正五年）後も静養するが、同年上智大学に入学し、フランス語やラテン語を勉強した。昭和八年法政大学教授（ドイツ語担当）となり、以後、ドイツ語の大家として広く知られるようになった。彼は大阪地方幼年学校（中学校二年修了で入学できる、軍人になるための学校）に入学したとき（十四歳）、ドイツ語で書かれた、ドストエフスキーの『罪と罰』（*Schuld und Sühne*）を徹底的に読んだという。彼は次のように十四歳当時を回顧して語る。

とにかく、「わかろう、わかろう」と思って、片っぱしから辞書を引いて、辞書に書いてあった意味を何でもかでもその語の妙な響きに結びつけて、そうして一行か二行を穴の開くほど睨みつけて、十ぺんも二十ぺんも三十ぺんも読みなおして、そして、ああじゃないか、こうじゃないかと、とにかく十四歳の少年の智慧に及ぶ最後の限界まで考えついたのです。(5)

ちょっと千頁近くある本を、わけもわからぬままに、二年ばかりかかって、数百頁よみました。するとどうでしょう、おしまい頃には、なんだか……わかり出したのです。(6)

十四歳で『罪と罰』（ドイツ語）を読んだことは、驚異という外はない。若き関口少年をこのようにかり立てたものは何であったのだろうか。「わたしはどういう風にして独逸語をやってきたか」を読んでみても、特別の理由はみえないが、敢えていえば二つの理由がある。その一つは幼年学校に入学したとき、「語学以外は別に何一つむつかしい事もなし、ただドイツ語だけが全然新たな学科だったものですから、『よし、おれはこいつを物にしてやる！』と、或る日決心したわけなんです。(7)」という言葉に見出される。もう一つは上級生になぐられたことへの挑戦をドイツ語に向けたことである。彼はいう、「幼年学校では上級生が下級生をなぐりに来るのは毎日の行事でしたが、最初は、何の理由もないのにポカポカなぐられると、くやしくて、夜消燈ラッパが鳴って床の中で一人きりになると、シクシク泣いたこともありましたが、此の『よし、おれはドイツ語をやって見せる、おまえたちなんかどうだって好いんだ!』という挑戦的決心をしてひねくれてしまってからというものは、いくら殴られても口惜しくも何ともなくなりました。[8]」と。関口少年は復讐心に似た感情を晴らすために、ドイツ語の勉強（ドストエフスキーの『罪と罰』の勉強）によって上級生よりも優位に立つことができると考えたと解釈することができる。いずれにせよ、彼を動かしたものは、「不退転の決意」である。

ミルも田中も二十歳代が人生の転機であるという。関口にとっては十代半ばが人生の転機であった。昔は十五歳頃で元服（男子が成人になったことを示し、祝う儀式）が行われたというから、十四歳が人生の転機であったとしても不自然ではない。要するに、十代後半から二十歳代にかけては人生の方向を決める、重要な時期であることは間違いない。しかし、将来のことを考えても、未知の世界は何もわからないという疑問が起こるかもしれない。では、将来のことを何も考えずに現在だけに目を向けて、楽しんでいて、将来が開けてくるであろうか。無職の二十代、三十代の人が目につく現代ではあるが、就職して束縛されるよりは自由にその日その日を楽に生きる方がよいと思う人が少なくないのかもしれない。将来のいつかの時点において後悔しなければ、それも一つの生き方ではあろう。しかし、人間は考える動物である。彼は一歩先を読むことはできる。間違いもあろうが、正しく予測することもできる。これこれのことをすれば、どういう結果がわが身にふりかかってくるかはほぼ予測できる。

二　集中力と心の工夫

神谷美恵子（岡山県の長島愛生園で精神科医として勤務したドクターであると共に思想家）は、次の問いをあげる。

① 自分の生存は何かのため、または誰かのために必要である。
② 自分固有の生きて行く目標は何か。あるとすれば、それに忠実に生きているか。
③ 以上あるいはその他から判断して自分は生きる資格があるか。
④ 一般に人生というものは生きるのに値するものであるか。(9)

いずれの問いも答えるのに困難であるが、自分なりにどう答えられるかを考えることに意味がある。私はすでにこれらの問いに若干答えてきた(「利己主義と利他主義」参照)。神谷の四つの問いの中で「自分固有の生きて行く目標は何か」は比較的考えやすい問いではなかろうか。なぜかといえば生きがいや幸福は何を目標に生きるかということにかかっているからである。逆にいえば、目標のない人生は空しく、つまらないと感じられるからである。学生は、高校時代には大学に合格することが目標であったが、いざ入学してみると、何が目標か、見出せないという声をよく聞く。大学へ何のために来たか、卒業したら何をするのか、といった問いを発するならば、目標がやや具体的に明らかとなる。当然、将来の職業とかライフ・ワークといったことが考えられよう。そう考えると、自分の能力は何に向いているか、自分の性格に適した専門の仕事は何であるかということが問われるはずである。神谷があげた四つの問いへの答えは、以上のような切り込みによって得られるが、勿論、これが答え方のすべてではない。

二十歳前後は生涯の目標を決定する重要な段階にある。なぜかといえば三十歳以後は徐々にではあるが、知力も体力も少しずつ低下するといわれるからである。体力を財産とするスポーツ(その種類によって多少は違うであろうが)の選手を見るとき、体力は三十歳代半ばから少し衰えかけているようにみえるからである。学問においても二十代の十年間は、知力も気力も旺盛なときであるから、その基礎固めには最適の状態にある。年齢が高くなると、仕事のことや人間関係のことで悩みやストレスが起こり、このような条件下で仕事に要求される知識や技術の基礎固めをすることはきわめて困難である。ところが、好条件下の二十代においては人はあれやこれやに手を出す。このことが人間の幅を広くするという理由でそうした生き方を正当化する若い人は多いようにみえるが、皮肉にも中途半端の人間になりやすい。昔から「器用貧乏」といわれるのはこのことである。意外と、秀才といわれる人が早くから注目されるほどに、成長が伸びないのもそのためであろう。むしろ、愚鈍と思われても、一つのことを十年わき目もふらず一心不乱にやり遂げた人の方が、基礎がしっかりしているだけに、伸びてくるのである。関口存男も、すでに紹介したように、このことを保障しているが、この点は学生時代に心にとどめておくべきことである。関口のみでなく、道元禅師も「此の心あらん人は、下智劣根《げちれっこん》をも云はず、愚癡悪人《ぐちあくにん》をも論ぜず、必ず悟りを得べきなり。[10]」という。「此の心」とは道を求める切実な心である。道元はこの心を、宝石等を盗む人の心にたとえる。どこかに隙はないかと「行往坐臥《ぎょうじゅうざが》」虎視眈々の心である。ちょうどそれは猫がネズミをとらえる慎重な姿勢にもたとえられる。要するに、目ざすことに一心不乱、心の集中であり、道元はこれを「只欣求《ごんぐ》の志しの切なるべきなり」とよぶのである。

　要するに、一点に心を集中し、一心不乱に修行することの大切さを道元は説くのであるが、この心は学問や芸術、スポーツ等においてもいえる。将棋の名人・大山康晴は次のように回顧しているが、将棋に求められる心も道元が説く「行往坐臥」の「只欣求の志」と通ずるところがある。

　そのころ（小学校二年生）、近くに二段の先生がいて、基礎作りをしていただいた。やはり、プロになる以前の「感覚」というのは大切なものだ、といまもその先生に教えていただいたことを感謝している。その先生のところに週二回くらい通った。ふつうの師匠なら「よくきた、上がりなさい」と優しくいってくれるところだが、その先生はちがっていた。座敷へ上がると、将棋盤があって、座蒲団《ざぶとん》が一つしか置いていない。そこで先生を待つわけだが、なかなか先生は姿を見せない。早くきて教えてくれれば、家へ帰って遊べるのに、と不満に思った。先生はと見れば、縁台に坐ってタバコをふかしている。なぜ、早くきてくれないのかと疑問に思った。

そうしたことが何回もあった。ある日、意を決して先生に疑問を打ち明けたところ、

「将棋は二人で指すものだ。相手が考えているとき、じっと待つことが必要なのだよ、こちらがイライラしては負ける。なんの苦痛もなく抵抗もなく、自然の姿で待てるようにならないといけない。将棋というのは、心の上に築くものだよ。落着きが肝心だ。そのために、待つ訓練をさせていたのだよ。」

という返事であった。子供心にも、なるほどと感心した。ただ将棋の技術を教えるのではなく、人づくりという面に重点をおいて指導してくださった。それがプロ棋士となった私にとっては、大きな資産になったと思う。[11]

大山名人のこの言葉は、あわただしい現代において考えさせられるところが多い。

註

（1）　J・S・ミル（朱牟田夏雄訳）『ミル自伝』岩波文庫、一九八五年、一二五頁。

（2）　ミルはこの理論を次のように説明する。

「私の、幸福があらゆる行動律の基本原理であり人生の目的であるという信念は微動もしなかったけれども、幸福を直接の目的にしないばあいに却ってその目的が達成されるのだ、と今や私は考えるようになった。自分自身の幸福でない何か他の目的に精神を集中する者のみが幸福なのだ、と私は考えた。たとえば他人の幸福、人類の向上、あるいは何かの芸術でも研究でも、それを手段としてでなくそれ自体を理想の目的としてとり上げるのだ。このように何か他のものを目標としているうちに、副産物的に幸福は得られるのだ。人生のいろいろな楽しみは、それを主要な目的とするのではなく通りすがりにそれを味わうときにはじめて、人生を楽しいものにしてくれる、というのが私の新しい理論だった。」（『ミル自伝』一二八頁）。

（3）田中菊雄『私の人生探究』三笠書房、一九六二年、二一六頁。
（4）荒木茂雄・真鍋良一・藤田栄編『関口存男の生涯と業績』三修社、一九六七年、一七七頁。
（5）同書、五三―五四頁。
（6）同書、五五頁。
（7）同書、四八頁。
（8）同書、四九頁。
（9）神谷美恵子『生きがいについて』三三―三四頁。
（10）懐奘編・和辻哲郎校訂『正法眼蔵随聞記』四三頁。
（11）大山康晴『勝負のこころ』ＰＨＰ研究所、一九七六年、二〇―二一頁。

第二部　現代社会と人間の生き方

1　人間とは何か

まず、なぜこうした問いが現代において重要であるかということから考えてみよう。最近のニュースとして人々に大きなショックを与えた事件が二つある。その一つは京都市の小学校校庭において白昼、ある男性によって児童が殺害されたことである。容疑者は今年の二月に入ってから、警官の取り調べ中、急に逃げ去り、マンションから飛び降り、自殺した。もう一つの事件は、新潟市で九年間も女性を自宅に監禁していたことである。この女性は現在十九歳であるが、小学校四年生のとき帰宅途中、知らない男性によって無理に車に乗せられ、その後行方不明になっていた。逮捕された容疑者は無職の三十代後半の男性であり、母親と二人暮らしであったという。京都市の容疑者は、二浪していた、二十一歳の青年であった。

こうした事件をテレビで見たり、新聞で読んだりすると、人間とは何か、その本性はいったい何だろうかという疑問を誰もがもつであろうと思う。昨日（二月十五日）のテレビによると、佐賀県で起きた夫と子供（高校一年生）の二人を、妻とその愛人とが共謀して殺害した事件の初公判が長崎地方裁判所で開かれた。なぜ妻が夫や子供を殺害したのか、夫婦の間が冷え切っていたといわれるが、それが夫の殺害になぜ結びつくのか、母親はどんな子供でもかばうのが本性であるが、なぜ子供を殺害したのか。母親は愛人の男から多額の借金があり、その返済のため子供に掛けていた保険金をねらったといわれるが、それにしても恐ろしい女性である。何が彼女とその愛人をこのような前代未聞の殺害に走らせたのか。改めて問うべきことは、人間の本性は何であるかということである。

パスカル（一六二三—六二）は、人間が「考える葦である」といったといわれる。人間が葦にたとえられるのは、人間が一面において弱い存在であるからである。しかし、彼は他面において「考える」という力をもっており、他の動物とは違う存在でもある。人間は考えることによって科学を発達させ、技術を開発し、文明社会を築いてきた。しかし、近代に入ってから産業革命が起こり、人間と機械との間に精神的にギャップが生じ、いわゆる「人間疎外」の問題が生じてきた。さらに、機械によって同じ規格の商品が大量に生産されるようになり、人間の労働も単純となってきた。誰でも仕事は容易にできるようになり、個性は埋没し、あまり評価されなくなってきた。かくしていわゆる「生きがい感の喪失」の時代が起こってきたのである。今日、人間性をいかにして回復するかという問題が議論されるのは、以上の背景があるからである。

さて、人間は弱い存在ではあるが、考える能力をもっている点において強いともいえる。人間が自然を征服し、文明を築いてきたのはそのためである。ところで、人間の能力は思考に限定されるものではない。人間は知性の外に、感情、欲求、意志をもつ。プラトンが人間の魂を知恵、激情的部分（勇気や名誉心など）、欲望的部分（食欲、性欲等）の三つに分けたのもそのためである。現代では、知性、欲求、意志の三者の間にバランスがとれていないところに問題がある。問題は衝動が知性によって合理化されていないことにある。衝動は、デューイもいうように、単に抑制されるというように考えられるのではなくて、知性によって合理的方向を与えられるように考えられるものである。この点、われわれはフロムの精神分析論にもっと注目する必要がある。こうした問題を考えるとき、われわれは知性、欲求（あるいは衝動）、意志という伝統的区分とそれらの間の関係について考える必要がある。考えることは、現代の若い人の間では「めんどうくさい」といって遠ざけられる傾向がある。知識といえば、それは記憶することだけのこととして受けとられ、思考や想像による新しい発見（気づき）や創造の楽しさが忘れられている。人間とは何かという問題を「いかに生きるか」という問題から考えるならば、こうした楽しさや大切さもわかってくるのではないだろうか。

アリストテレスは「人間は政治的動物である」といった。アテネの民主政治を見ていた彼は、人間とは何かの問いに対し、「人間は政治的動物である」と答えたのである。「政治的」は「社会的」という意味と同じでもあり、"Man is a political animal" あるいは "Man is a social being" とも解釈されてきた。しかし、人間は社会的側面の外に孤独的側面をもつ存在であるといったのは、B・ラッセル（一八七二―一九七〇）である。彼は次のようにいう。

> 人間は衝動や欲求の点で他の動物よりは一層複雑である。この複雑さから人間のむずかしさが起こる。人間はアリやミツバチのように完全に群集的でもないし、ライオンやトラのように全く孤独的でもない。人間は半群集的動物である。その衝動や欲求のあるものは社交的であり、あるものは孤独的である。……バスや地下鉄の電車の中で互いに隣りに坐っている人々は、普通は互いに話しかけないが、何か急を知らせること（例えば、空襲とか異常に濃い霧とか）が起こると、見知らぬ人たちは直ちに互いに友だちになろうと感じ、遠慮なしに対話し始める。この種の行動は、人間性の私的部分と社会的部分との間の揺れを説明している。わたしたちが目的を示してくれる倫理を必要とし、行動のルールを教えてくれる道徳的基準を必要とするのは、わたしたちが完全に社会的でないからである。(1)

人間の本性は何であるかと問われるとき、それは古来「性善説」と「性悪説」によって答えられてきた。ホッブズは自然状態を「万人の万人に対する戦い」として説明する。そこでは人間は狼にたとえられ、弱肉強食の法則が貫いているとされる。強いものは生き残り、弱いものは滅びる。自然状態は苛酷と悲惨さとをもたらす。彼は人間がこの状態から脱却し、平和な社会を築くためには「契約」によって法をつくり、これに基づく政治社会をつくる必要があると説く。近代社会はこのようにして契約社会として成立した。ホッブズの思想は一種の「性悪説」に立っているといえよう。これに対してカントは「性善説」に立っていると見ることができる。彼は「この世においてもこの世の外においても無制限に善とみなされるものは善意志のほかにはあり得ない。才能や気品や幸福なども確かによいものではあるが、しかしこれらはそれを用いる意志次第で善にもなれば悪にもなる。」(『道徳形而上学の基礎づけ』)という。カントのこの主張には以下の疑問が直ちに起こるであろう。人間が「善意志」をもっているのであれば、嘘や詐欺、盗みや殺人は起こらないであろうが、現実はこうした行為が後を絶たないのはなぜであろうか。環境がよくないためであろうか、それとも思考能力が弱いためであろうか。こうした疑問が起こるからといってカントの「善意志」を否定することはできない。なぜかといえば犯罪人が犯行を問いつめられるとき、自分がやったことを認める供述をすることがあるからである。さらに、交通事故を起こし、引き逃げした人が、しばらくしてから事故現場に帰ってくる場合があるのはどう説明されるか。あるいは殺人を犯した人が被害者の告別式に参列し、知人に「誰がこんなひどいことをしたのだろうか、早く犯人がつかまってほしい」とひそひそ話をするのはなぜであろうか。

以上の疑問が起こるとき、われわれはカントの「善意志」を認めざるを得ない。しかし他方、ホッブズの思想を貫く利己主義を認めないわけにもゆかない。とすれば、善、悪の二つの心は矛盾すると考えられる。この矛盾はどのようにして解決されるのか。そもそも善や悪は心のどのような状態に対する名称であるのか、善悪は固定したものか、それとも流動的なものか。こうした問題について本書は考え、答えようとするものである。

人間とは何か、という問題に対する答えは以上がすべてではない。その外に、人間は言語を発明し、これを使い、他の人々とコミュニケーションをはかる存在であるということもできる。さらに、人間は有限的存在であり、死すべき存在であると定義することもできる。まず、人間が言語の使用による相互交流によって生活してきたことは歴史が示す事実である。人間は言語によってその時代の生活文化を記録してきた。かくして人間の歴史が成立する。人間は言語によって生活や文化について書き残そうという欲求をもつ。今日、高齢者の間で「自分史」の執筆や出版が関心をよんでいるのは、その現れである。さらに、今日では「異文化理解」が学校教育の重要な課題となっているが、「異文化」の中で最も重要なものは、各民族に固有の言語であることは疑いない。この意味において各民族の言語に関心をもち、相互理解を進めることは、これからの重要な課題である。次に、「人間は死すべき存在」であることについて一言ふれておきたい。人間はいつかは死ぬべく運命づけられている。しかし、人間は永生を求めてやまない存在でもある。そうでなかったら、霊魂不滅やミイラの思想は生まれなかったであろう。人間が死んだとき、埋葬される墓の形式がいろいろと地上に点在しているのも人間の永生への願いか、さもなければ先祖崇拝の思想と結びついていたと考えられる。天国や地獄の思想が生まれたのも、この世の幸福や不幸と関連があることは明らかである。たとえこの世で不幸であっても、死後の世界においては幸福となるようにという、願いと期待とがそうした思想の根本にあったと考えられる。この点において人間は他の動物と著しく異なる。

註

（1） B. Russell, *Human Society in Ethics and Politics*, London: George Allen & Unwin LTD, 1954, p. 16.

2 人間性と逃避

小学生や中学生の不登校が大きな社会問題になっているが、不登校は学生や公務員、企業で働く人にも見られる。月曜日の朝になると腹が痛くなるのは小、中学生や高校生だけに起こっているのではない。会社員や管理職の人の中にも出社したくない人はいる。何がそのような人の足取りを重くさせているのであろうか。不登校の小、中学生は保健室には気軽に入り、養護教諭の先生と話ができるが、教室には入れないといわれる。教室の中にいじめる人がいなくても入れない子供がいるといわれる。もしいじめる人がいれば、この存在が不登校の原因になっているといえようが、いじめる人が自分の教室にいない場合、しかも担任の先生も理解のある人である場合でも不登校は起こる。何が不登校の原因であろうか。二つのことが考えられる。

第一は、不登校の子供が毎日の授業について行っているか、すなわち学習内容がわかっているかということである。学習内容が理解できなければ、毎日は子供の心にとって重圧であろう。第二は、「先生も理解のある人」であるといわれるとき、その先生と子供との人間関係がよいかということである。先生は子供たちの学習指導等において熱心であっても、子供は先生を嫌っているかもしれない。以上の二つのこと以外に、案外忘れられていることは、幼いときから家庭において過保護によって育てられ、子供が自分で積極的に行動することができない、弱い人間になってしまっているかもしれないということである。親は過保護に育てた記憶はなくても、子供の自立を第一に大切なことと考えていなかったかもしれない。

以上、不登校の問題に少し立ち入りすぎたかもしれないが、不登校、サラリーマンの出勤拒否のいずれも、「逃避」であるということができる。何からの逃避であろうか。不登校の原因は学生の長期欠席や大人の出勤拒否の原因と重なるところがあるのではないだろうか。その原因とは、仕事についての知識や技術が不足しているため、職場に適応できないことである。もう一つの原因は職場での人間関係がうまく行っていないことである。人々の中には好きになれる人もいれば、嫌いな人もいる。好き嫌いの感情は誰にもあろうが、これを何によってコントロールするかが働く人の課題である。この点で考えてみなければならないことは、自分は何に自信をもっているか、人よりも優れているようにみえることは何であるかということである。学歴、知識、資格等が考えられるが、さらに自分の体力、社交性、指導力といった資質の外、誠実、勤勉、責任感、忍耐力、他人への思いやりとかやさしさといった道徳性も検討されるべき重要項目である。学生諸君の中には長期欠席のものがいる。健康上の理由があれば、医師の診断が必要であるが、不規則な生活のため体調をくずしている学生は少なくない。長期欠席者の中には、専攻の学科等と自分の希望とが一致しないため、毎日の授業が面白くないために欠席している学生もいる。さらに、基礎学力が不十分であるため講義等が理解できない学生もいる。これらの問題はすべて自分が責任をもって解決すべき問題であって、他人に解決してもらう事柄ではない。

人間はいろいろな理由をつけて、今なすべきこと（勉強とか仕事、約束したことなど）から逃げる傾向をもっている。では、彼はどこへ逃避するのであろうか。家の中の個室や各種のアルバイト等が考えられる。不登校の子供の中には、自宅の部屋でテレビゲームをするものがいると聞くが、これは二十代や三十代の若い人の中にも見られる。無職の三十代の人がいることはよく聞くことであるが、これも一種の逃避である。就職すれば、いろいろと束縛されるから、これから逃げ、楽なことをして毎日を送りたいと考えるのであろう。『自由からの逃走』（*Escape from Freedom*, 1941）という本を書いたのは、E・フロム（一九〇〇—八〇）である。彼は第二次世界大戦がドイツにおいてなぜ起こったかを、ドイツの中産階級の人々の精神的状況を社会心理学の立場から考察することによって解明した。それによれば、近代ドイツにおいては中世のギルド社会（親方と職人との家父長的関係の上に成り立つ封建社会）から自由を求める市民運動が台頭し、職人は市民として独立することになった。彼等は自己の責任において材料の購入、生産、販売といった仕事を引き受けなければならなかった。彼等職人にとっては自由は次第に負担として感じられるようになった。彼等は誰かの命令や指示に従って生活する方が安全かつ楽であると考えるようになる。この精神状況に応えてくれたのがヒットラーであり、ドイツ中産階級の人々はすべてを彼に託し、かくしてナチズムが台頭してきた、とフロムは分析する。

ドイツと日本とは、近代化の過程において似ていると指摘されるが、自由の歴史を異にしており、そのとらえ方も違う。日本においては自由は市民が獲得したというよりもむしろ本格的には戦後アメリカの民主主義が入ってきたことによって与えられた権利であるという方が適切である。従って、自由の重圧という経験は日本では考えられず、自由は欲望の解放、無干渉、何をしても許されるかのような無責任の行為として一般には受けとられてきた。戦後の日本においては親は子供をこのように考えて育ててきた。ところが現在、不登校やいじめの問題が起こってきた背景を考えるとき、親子関係のあり方にその原因があることを指摘する声が専門家の間から起こってきた。例えば、土居健郎著『「甘え」の構造』（弘文堂、昭和四十六年）の本はこのような声を代表する。彼は本書の第五章「『甘え』と現代社会」の中の「父なき社会」のところで次のようにいっている。

これを要するに、今日の世代間の問題はもともとは古い世代の自信欠乏に発していると考えられる節がある。このことは家庭のレベルでいえば、父親の影が薄いことに、したがってほとんど父親不在といってよい状態が今日ふつうになっていることに現われている。戦後、一般の注意を引くようになった少年問題として学校恐怖症ないし登校拒否といわれる現象があるが、このような少年の家庭を調査すると一様に父親が弱い人物であったということである。この所見はしかし単に登校拒否児童の家庭に限られるものではなく、今日の社会全体に共通した特徴なのであろう。なおこれと平行する社会現象として、今日権力が集中し非常に強大なものとなっているにも拘らず、権威はどこにも感じられなくなっているという事実をあげることができる。したがってこの二つの現象を一括して、現代社会の特徴は父がいないということであるということができるかもしれない。(1)

カレン・ホーナイ(一八八五—一九五二)は人間性には三つの「傾向」があるという。この三つとは、「他人への好意」、「他人への敵対」、「他人から離れること」である。(2) 第一には「従順」、第二には「攻撃性」、第三には「超然としていること」がそれぞれ対応する。健康な人の場合にはこれら三つの傾向は調和するが、そうでない場合にはこれらが葛藤する、と彼女はいう。この葛藤が起これば、人はそれらの中でどれかが支配的となるようにすることによってそれを解決しようとする、とホーナイはいう。彼女の理論は不登校やいじめを理解するのに役立つ。まず、理解しておくべきことは、先に紹介した「三つの傾向」は心の葛藤を解決する三つの表現であるということである。「他人への好意」から生ずる「従順」は、これによって心の悩みや葛藤を解決することができる。それは子供の自然な知恵であると見ることができる。子供が素直で、従順であるから、単純に「よい子供だ」というのは、子供の心を必ずしも正しく理解しているとはいえない。従順のように見えるだけで実はその奥には心の葛藤を知ってほしいというサインとしてそれを見る必要がある。

次に「他人への敵対」から生ずる「攻撃性」は、「いじめ」に現れていると見ることができる。この攻撃性は弱い人に対してのみならず、強い人に対しても反抗として現れる。いじめや反抗的行動が悪いと単純にいう前に、そうした行動が何から起こっているかを洞察することが重要なのである。ホーナイはこれを「他人への敵対」という。この敵対感情は、先生や親にも向けられるが、その現れ方はこうした大人への敵対とは無関係のものと見られやすい。ここに先生や親の読みの間違いがある。いじめは何かに対する敵対から起こっているサインであるが、この敵対は本来弱者（いじめられている人）へ向かっていたかどうかは再検討の余地がある。いじめは逃避にしかすぎず、問題は別のところにあると見なければならない。第三の「他人から離れること」は、「不登校」の心であると見ることができる。ただ、不登校が「超然としていること」に当たるかどうかは問題であろう。確かに、不登校や出勤拒否は仲間から離れ、一人でいることを好む傾向であるから「超然としていること」のように見える。内心は学校や会社等へ行きたい気持ちがあるから文字どおり「超然としていること」として解釈することはできない。なお、「他人から離れること」は、いじめが行われているとき、それに加わらないで傍観者として見ている態度に見られる。それは面倒な人間関係の中へ入りたくない傾向であるから、そうした行動は明らかに逃避である。

註

（1） 土居健郎『「甘え」の構造』、弘文堂、一九八五年、一八七頁。
（2） Karen Hohney, *Neurosis and Human Growth : The Structure Toward self-Realization*, W. W. Norton & Company. INC, 1950, p. 19.

3 逃避から自己実現へ

逃避はなすべきこと（たとえば、勉強や仕事）から逃れることであり、人間関係から逃れることである。どこへ逃げるのであろうか。場所からいえば、逃げ場は家の中の個室とか一人遊びの世界であろうが、その本質は真の自分から逃げることである。この意味において逃避は、真の自己から表面的な（見せかけの）自己への逃げであるということができよう。逃避は、別の言葉でいえば、理性あるいは良心が示す方向とは違った方向に行くことであるということもできる。なぜかといえばフロムは次のようにいうからである。

それ（良心）はわれわれの真の自己の声であり、われわれをわれわれ自身に喚び戻し、生産的に生かしめ、そして十全に調和的に発展させる声——すなわち、われわれのうちに潜勢的に在るところのものを実現させる声である。[1]

これは自己実現の思想である。逃避は自己実現の反対である。それは自己の内に潜在している可能性を生産的に実現しない人間のあり方である。それは一見して可能性を実現しているように見えるけれども、「生産的に生かしめ、十全に調和的に発展させる」ことではない。逃避は従って非生産的であり、矛盾した行動として現れる。なぜかといえばそれは、フロムによれば、良心の声（われわれ自身をよびもどす声）にそっていないからである。いじめも一見して力の自己実現であるように見えるけれども、自己の知らない不満のはけ口であるかもしれないし、嫌いな自己を相手の中に見出すとき、これを力で押えようとすることであるかもしれないからである。こうした表面的な自己に対してもう一つの真の自己が人間のうちに存在することをフロムやホーナイは認める。ホーナイはこれを“real self”とよぶ。彼女はこれに対して表面的自己を“actual self”とよぶ。いじめる人にせよ、不登校の子供にせよ、彼等は現実の自己を偽りの自分とも知らず、それをあたかも「真の自我」であるかのように錯覚する。彼等の内にある本音は、心のどこかで、弱い人をいじめたくないとか、学校へ行きたいという叫びであると見るべきであろう。

文部省の最近の調査によれば、小学校、中学校、高等学校の児童・生徒の自殺が増加しているといわれる。一九九八年度の自殺は、小学生の場合二人減の四人、中学生の場合二十八人増の六十九人、高校生の場合三十三人増の百十九人であると報告されている。増加率からいえば中学生が最も高く、トータルでいえば高校生が最も多い。思春期にさしかかっている彼等は敏感であり、それだけ不安や悩みも多い。自殺への誘惑もここからきていると見ることもできる。しかし、自殺は生きることからの逃避である。人間は誰でも生きたいと願う。死にたいと願う人は異常の場合以外には見当たらない。「異常の場合」とは何であろうか。大人の自殺が最近多いのはリストラによって失業し、再就職への道が狭くなっているからである。青少年の場合は何が自殺の原因であろうか。文部省の調査では、第一の原因は「家庭事情」(家庭不和)、第二の原因は進路等の悩みや精神障害である。ここで注目すべきことは「家庭事情」(二四・六%)が自殺の原因の第一位であるということである。それは両親の不和や離婚であることもあれば、子供に対する親の愛情不足であることも考えられる。最近では親が子供を虐待するケースが多いといわれる。とくに、母親が幼児を虐待し、ときには死に至らせることもあるという。「児童の権利条約[2]」が国会で承認されたのも意義深いものがある。

改めて考えるべきことは、自己実現とは何であるかということである。この言葉を使った人としてよく知られているのは、マスローやロジャースなどの心理学者、ホーナイやフロム等の新フロイト学派に属する人々である。ここではマスローの「五段階欲求階層説」を紹介し、その問題点を考えてみよう。彼はこの説を次のように説明する。

この説によれば、自己実現への欲求は下位の基本的欲求が満足された後に起こってくるといわれる。他の紹介書でもこのように説明される。たとえば、小林司は「安全、所属、愛、承認、自愛などを求める基本的な情緒的な欲求と、また知識や理解を求める認知的要求が満たされた後に、初めて自己実現の欲求が出てくる。(3)」という。問題は基本的欲求が満足された後に初めて自己実現の欲求が出てくるかということである。もしこれがマスローの理論であるとすれば、それは事実を正しく説明しているとはいえない。なぜかといえば、生理的欲求（飢え、渇き、排泄、睡眠、性など）や安全欲求（恐怖、危険、苦痛からの回避、健康等）を十分満足させようとする活動が実は自己実現の活動であると見ることができるからである。もしマスローのいうように自己実現を知識を求める活動等にのみ限定すれば、それは極めて狭い解釈でしかない。さらに、高次とか低次とかいう区別もあいまいであるのみならず、これらの区別ができる根拠は何であるかという疑問が生ずる。人間のすべての活動は自然的な活動であり、これは調和的な活動として見られる。基本的欲求を満たすこと、そのことが実は自己実現への欲求

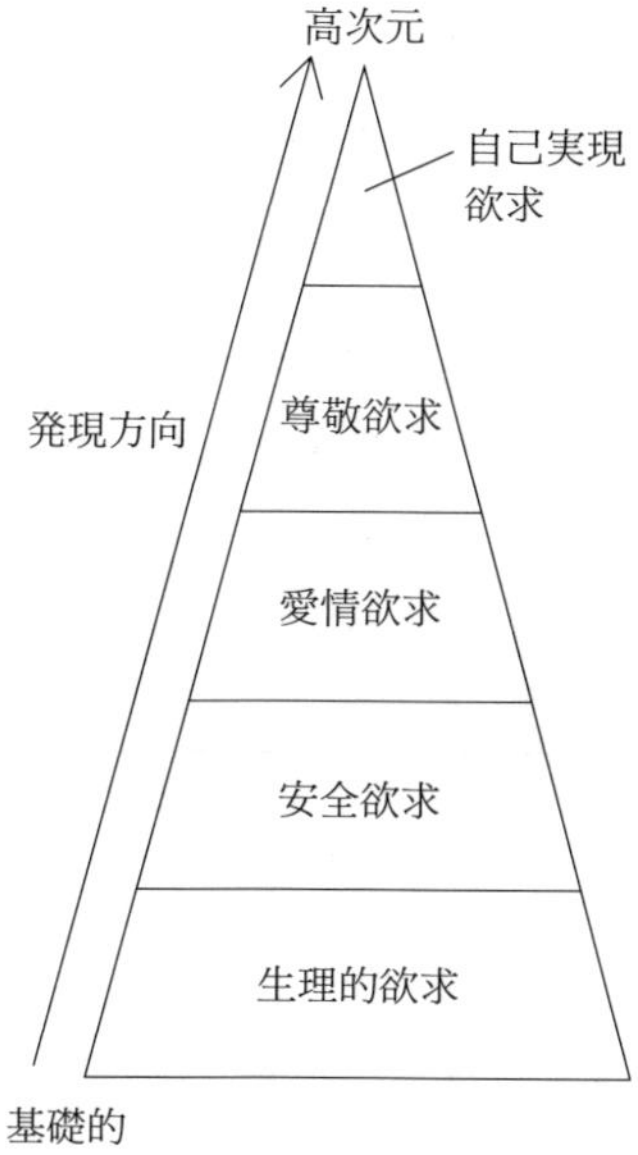

を満たすことといって何の不合理があろうか。マスローは自己実現欲求を抽象的に狭く考えている。

マスローは自己実現への欲求を真・善・美を求める欲求であると定義する。問題は、これらの欲求はそれ以外の四つの欲求よりもなぜ高次の位置にあるかということである。真・善・美への欲求は、生理的欲求や安全欲求から離れて考えられるものであろうか。前者は後者が満足されることの中に見出されるものではないだろうか。もし前者が後者から離れた、高い世界または別の世界において満足されるものであるとすれば、この世界はいかなるものとして説明されようか。いかにしてその世界に達することができるであろうか。マスローは宗教的世界を考えているであろうか。いずれにしても真・善・美への欲求は現実の、下位に見えるような欲求を満たす活動の中にこそ見出されなければならない。これは決して盲目的でもなければ、悪いといわれるような活動ではない。真・善・美への欲求の満足は、生理的欲求や安全欲求の満足と表裏一体として考えられるのではなかろうか。自然のこうした諸欲求が満足される活動の中に、真・善・美の諸相が見えるのではないだろうか。マスローの欲求階層説は、これらの欲求をもっている人を、別の人が第三者の立場から観察し、分析しているにすぎないようにみえる。しかし、自己実現は自分自身の欲求がどう満足されるかという視点から考えられる成長過程である。従って、その原動力は基本的には自己自身の内にあると見るべきであろう。外にある力はこの内なる力を引き出す機会を提供することはできても、その力を引き出すかどうかは自分自身にかかっている。この点においてホーナイの説く自己実現論の方が説得力をもつ。しかし、彼女が主張する人間性の三つの動因はたとえバランスをとっていても、倫理学の立場から見るとき、正しくかつ善いとはいえないかもしれない。従順な子供が、もしいじめに味方し、あるいは悪の傍観者であれば、道徳的によいとはいえない。攻撃的な子供が不正や悪に反抗し、正義を主張しているならば、その子供はよいといわれよう。問題は、ホーナイが説く人間の内的諸力（プライドや軽蔑、憎しみや復讐心など）がいかにして知的判断と結びつくかということである。自己実現の根本問題はこの点にかかっている。

註

（1）Ｅ・フロム（谷口隆之助・早坂泰次郎訳）『人間における自由』九三頁。

（2）「児童の権利に関する条約」は、一九八九年に国連で採択され、日本では一九九四年四月、国会で承認された。この条約に貫く思想は、人間の尊厳と平等、自由と寛容、児童に対する父母・保護者の責任、締約国の立法上、行政上の措置と社会的教育的援助の責任等である。とくに、第二条、第六条、第九条、第二三条、第二九条、第三八条、第三九条が注目される。

（3）小林司『「生きがい」とは何か』日本放送出版協会、一九九七年、一一八頁。

4　過保護と自己実現

不登校、いじめ、自殺等の背景を考えるとき、親が過保護によって子供を育ててきたことが第一に考えられる。過保護とは何か。それは過干渉による甘やかしを意味する。過干渉と注意、責任と甘やかしとをどこで区別するかが判断を要するところである。親は責任感から子供への注意をたびたび行い、あるいは先へ手を出して子供の安全等を守ろうとする。これは、とくに、母親や祖母の本能に近いように見える。しかし、その結果は、子供に依存心を助長し、自分一人で積極的に行動することができないことになる。ある程度の放任は必要である。なぜかといえばそれは子供の自立を助長するからである。こう考えてくると、親の判断に求められることは、自立と放任、責任と過干渉との両極を視野に入れながらどこで一線を画するかということである。その程度は人によって違ってくるから、親や教師は自分なりの判断の尺度をもつことが求められる。

さて、こう考えてくると、親の愛情とは何かということが問題になってくる。愛情という名のもとにいつの間にか過保護や甘やかしになっていることがある。とくに、幼児は素直で、親に甘えやすく、これが可愛いため、親はいつの間にか子供を過保護にし、自立できない中学生、高校生にしてしまう。それは大学生、大人にまでつづく。この年齢になって、親や周囲から「二十歳に近い年齢だから自立ができるはずである」といわれても、幼児期から身についた依存心と消極性は容易に変わらない。簡単に自己変革はできない。ベストセラーになった『五体不満足』はこの点において多くのことを考えさせる本である。著者の乙武洋匡《ひろただ》（一九七六―）は確かこの三月に早稲田大学（政経学部）を卒業した。彼は母について次のように語る。

母のことを書くにあたって、やはり小学校時代に付《つ》き添《そ》いとして廊下《ろうか》にずっと待機《たいき》してくれていたことを欠《か》かすわけにはいかない。

高木《たかぎ》先生は、「普通《ふつう》、障害者《しょうがいしゃ》の親というのは学校に対して、『ああしろ、こうしろ』と要求《ようきゅう》ばかりをしてしまいがちだが、乙武《おとたけ》のお母さんは決してそんなことをせず、すべてを私《わたし》に任《まか》せてくれていたので、非常《ひじょう》にやりやすかった」と話している。

電動車椅子《でんどうくるまいす》の使用禁止《しようきんし》に踏《ふ》み切る時にも、事前に母に相談していたようだ。しかし、そのような時でも、「学校では、すべて先生にお任《まか》せします」と、先生の教育方針《きょういくほうしん》に一切《いっさい》の口出しをしなかったようだ。

また、先生に対してだけでなく、ボクに対しても必要以上《ひつよういじょう》の干渉《かんしょう》は決してしなかった。入学当初《にゅうがくとうしょ》、まわりの子が

「どうして手足がないの？」と聞きにきたり、不思議《ふしぎ》がってボクの手を触《さわ》りにきたり、洋服のなかに自分の手足をしまいこんでボクの真似《まね》をするような子がでてきた。そのたびに、先生はヒヤヒヤしていたというが、一方の母は、「本人が解決《かいけつ》すべき問題」と涼《すず》しい顔をしていた。先生は、目の前で我《わ》が子が「さらし者」になっているにもかかわらず、これだけ平然《へいぜん》としていられる母に驚《おどろ》くと同時に、親子の絆《きずな》、信頼関係《しんらいかんけい》を感じたという。

その母の態度《たいど》が、信頼関係《しんらいかんけい》によるものだったかどうかは分からないが、たしかに、干渉《かんしょう》されるようなことは、ほとんどなかった。中学1年の夏、こんなことがあった。

「ねぇ、この夏、友達《ともだち》と青森《あおもり》に旅行に行きたいのだけれど……」

ボクの方から、こんなことを言い出したのは初《はじ》めてだった。「友達同士《ともだちどうし》でなんか、危《あぶ》ないからダメ」「私《わたし》たちも付《つ》いていかなくて大丈夫《だいじょうぶ》？」そう言って、反対されることを予想していたボクは、母の答えに面食《めんく》らってしまった。

「あら、そうなの？　何日から何日まで家を空けるのか、早めに教えてちょうだいね」

「へ……？　いいけど、どうして？」

「それが分かったら、その間に、私《わたし》たち（夫婦《ふうふ》）も旅行に行けるじゃない」

そして、8月。青森へ向かうボクらを見送った直後、彼《かれ》らは香港《ホンコン》へと旅立っていった。ここまで来ると、「親子の絆《きずな》」「信頼関係《しんらいかんけい》」という言葉では片付《かたづ》かないものを感じるが、ボクは逆《ぎゃく》に、この「いい加減《かげん》さ」が、かえってよかったのではないかと思う。

障害児《しょうがいじ》の親というのは、子どもに対して過保護《かほご》になりがちだ。それが乙武家《おとたけけ》の場合は、息子《むすこ》が、旅行に出ているスキを狙《ねら》って、自分たちも旅行へ行ってしまうという、お気楽さ。はっきり言って、障害者《しょうがいしゃ》を障害者《しょうがいしゃ》とも思っていない。でも、それがよかったのだ。

障害児《しょうがいじ》の親が過保護《かほご》になる要因《よういん》としては、「かわいい」という気持ちよりも、「かわいそう」という気持ちの方が強いように思う。親が子どものことを「かわいそう」と思ってしまえば、子どもはそのことを敏感《びんかん》に感じ取るだろう。そして、「自分は、やっぱりかわいそうな人間なんだ。障害者《しょうがいしゃ》は、やっぱりかわいそうなんだ」と、後ろ向きの人生を歩みかねない。
それがボクの両親のような人間に育てられると、普通《ふつう》は4～5歳《さい》で気付《きづ》くところ、20歳《さい》を越《こ》えるまで自分の障害《しょうがい》を自覚《じかく》できないような、ちょっとオマヌケな子が育つ。そのことによって、ボクは悩《なや》み苦しむこともなく、のほほんと育つことができた(1)。

乙武は両手と両足のない子供として生まれた。彼は五体のうち四肢がない子供であった。ただ頭脳だけが頼りになる子供であったが、頭脳は人以上に働き、「おしゃべり」で、明るく、幼稚園のときからリーダーシップを発揮できる子供であった。彼が生まれたとき、病院側は、子供と面会させたら母親は大きなショックを受けるであろうと気を使い、一ヶ月以上も面会させなかったという。やっと面会ができた、その瞬間、母親の口から出た言葉は「かわいい」であったという。「泣き出し、取り乱してしまうかもしれない。気を失い、倒《たお》れ込んでしまうかもしれない。そういった心配はすべて杞憂《きゆう》に終った」と病院側はいう。母親は、ものごとに動じない、大らかな心をもった女性であったとみえる。生まれた、わが子が両手、両足がなくて大きなショックを受けない母がいるであろうか。身体障害をもつ子供の親、とくに母親はわが子の不憫《びん》さのあまり子供を過保護にしやすい。乙武の母親はそうでなかったことは、先に紹介した文章の中に述べられている。彼女は彼をある程度つき放すかのように自由にさせることによって一人立ちができると考えていたのであろうと推察される。そのため、彼は幼稚園のときから「ガキ大将」として成長し、小学校、中学校、高校では好きな教科は「体育」であったという。中学校ではバスケット部に入り、彼の活躍(ドリブルが上手)によって、対外試合においてバスケット部が優勝したという。高校ではアメリカンフットボール部に入ったという。ここでは選手というよりは記録係（彼は小学校四年生のときからワープロを勉強し始めたという）として裏方に廻ったが、彼のデータ収集とその分析によって戸山高校はアメリカンフットボールの実力を全国に知らせることができたといわれる。

乙武は二十歳頃までは、自分が身体障害者であるという意識を全くもっていなかったという。小、中、高校時代、彼は他の児童生徒と同じように扱われてきた。彼は特別の扱いを受けてこなかったが、これは先生方の教育方針と配慮によるものであることは、彼が感謝の心をもって回顧していることからわかる。彼はあらゆることに対してチャレンジする積極性と行動力、明るさと多くの友だちができること、これらの点において学ぶべきものをもっている。フロムの言葉でいえば彼は「生産性」を実現している人である。彼はこの概念を次のように説明する。

生産性とは、自分の力を用い、自分にそなわった可能性を実現するという人間の能力のことである。もし、彼は自らの力を利用しなければならないというとすれば、それは、彼は自由でなければならず、彼を統制する力に頼ってはならないという意味である。それはまた、彼は理性によって導かれるという意味でもある。彼は自分の力が何であるか、それをどのようにして用いるか、何のために用いるかを知りさえすれば、それを用いることができる。生産性とは、人がその力の具現として、また「行為者（actor）」として体験することであり、自己と自己の力とが一体であると感ずる体験であり、同時にその力が隠されておらず、彼から遊離していないと体験することである。(2)

この理論に照らして乙武の行動を見るならば、彼は「可能性を実現する」人であったし、今もそうである。彼は自分に潜在する力をフルに利用し、生かしているということができる。問題は、彼がこうした自己実現をするとき、自分の力を知っていたかどうかということである。たとえば、彼は小学校のときには登山をしており（友だちの援助のもとに）、すでに紹介したように、バスケットボールをし、早稲田大学在学中、アメリカ旅行もした。こうした行動をするとき、彼は「自分の力が何であるか」「それをどのようにして用いるか」を全く考えていなかったとはいえないだろうが、自分の力を知ってから後に行動したとはとうてい考えられない。「そこにやりたいことがある、だからやってみよう」とチャレンジへの意欲がまず第一に起こっていたと見える。この点においてフロムと私との間には若干の見解の違いがあるが、真の自己実現は「自己と自己の力とが一体であると感ずる体験」であるという点において一致点がある。乙武はこうした体験者であるということができる。なぜかといえば彼は自分の四肢がないことに全く不自由を感じておらず、不満をもっていないどころか、毎日を充実して生きているからである。彼の写真は明るさと屈託のない、自然な表情とを見せているが、これは彼の充実感の一つの証明である。

乙武に比べて五体健全な人々の中に彼のようにたくましく生きていない若者が多く見えるのはなぜであろうか。この疑問に対して「乙武君は家庭がよかったから」、「両親にお金があったから」、「彼は頭がよかったから」、「彼はよい友だちに恵まれていたから」、「彼は小学校以来よい先生に出会うことができたから」等の答えが返ってくるだろうと考えられる。しかし、反対に、両親に学歴があり、豊かな暮らしをしている家庭から、親を殺害し、人を傷つける例がいかに多く今まであったことか。環境がよいからといって必ずしもたくましく生きる人は出てこない。われわれはどこに着目すべきであろうか。乙武は、人間の幸せ（充実感）は身体のハンディとは全く無関係であると断言する。彼をこういわせたものは何であろうか。それは本人は意識していないようであるが、身体のハンディが彼に残されている頭脳をフル回転させ、不自由にみえる（本人はそう感じていない)、ごく短い両手、両足をフルに働かす集中力が自然に与えられているからではないだろうか。昔から天や神は人間に必ず宝物を一つは授けているといわれるのはこのことではないだろうか。では五体満足の人がこの集中力に欠けるのはなぜであろうか。われわれも乙武と同じく意識はしていないが、五体満足のゆえに却って五体の諸機能が自然にゆるんでいるのではないだろうか。われわれは、たとえゆるんでいても、五体健全であるから、いつでも危機に難なく対応できるという油断が本来身についているのではないだろうか。そうだとすれば、われわれは意識的に一つ一つのことに対して全力投球する必要があるということになる。乙武やレーナ・マリア・ヨハンソン[3]の場合には、気張ってというよりはむしろ自然に全力投球ができるように天または神がそうした能力を彼または彼女に与えているように見えてならない。

註

(1) 乙武洋匡『五体不満足』講談社、一九九九年、二五四―二五六頁。
(2) E・フロム(谷口隆之助・早坂泰次郎訳)『人間における自由』一〇九―一一〇頁。
(3) 彼女は一九六八年スウェーデンに生まれる。出生時から両腕が欠損、左脚が右脚の半分の長さしかないという原因不明の障害を負う。一九八八年、ソウルで開かれたパラリンピックに出場、二十五メートル背泳ぎで四位、二十五メートルの自由形で五位。この年、神戸の宣教師を訪ね初来日。一九九一年、テレビ朝日「ニュースステーション」で紹介されるため二度目の来日。一九九二年三度目の来日、東京、大阪、岡山等でコンサートを開催。

5 自己実現へのチャレンジ

乙武と似た身体的ハンディをもった、スウェーデンの一女性がいる。その名前は、さきにふれたレーナ・マリア・ヨハンソン（一九六八―　）である。彼女は三歳のときから水泳を始め、五歳になって水に浮くことができるようになり、六歳で背泳が少しできるようになったという。その後、飛び込みもできるようになったという。十八歳のとき、世界選手権大会で五十メートル背泳と五十メートル自由形で金メダルを、百メートル自由形で銅メダルを獲得した。彼女の得意はバタフライであるという。両腕がないのにバタフライができるとは考えられないことであるが、「バタフライは腕の動かし方がとても難しくてむしろ両腕がないほうがやりやすいのです[1]。」と彼女は語る。

彼女はスポーツが専門なのではない。彼女は一九九一年にストックホルム音楽大学を卒業後、歌手として世界各地で活躍し、一九九二年の三度目の来日のときは、東京、大阪、岡山（シンフォニーホール）等でコンサートを開催した。写真を見ると、彼女は食事中は右足の指で食器を取り出し、箸も右足の指にはさんで上手に使う。高い食器棚から食器や鍋等を取り出すときは、少し高い椅子の上から右足を高くあげて、食器等を取り出す。彼女は三歳のときから外で遊ぶとき、木の葉などを右足の指先で巧みにはさんでいる様子の写真がある。母親は「レーナの両足の指は、生まれて少したってから、いつも何かつかもうとしていた。そしてつかんだ物を口に入れようとするの。体が柔らかかったせいもあって、私たちが教えなくても、手とまったく同じ働きができた。[2]」という。

以上のように見てくると、レーナと乙武とは身体的ハンディにおいて似ていることがわかる。乙武の方が障害の程度においては重度であると考えられるが、二人とも幼児期から活動的であり、チャレンジ精神に富む。もう一つ共通していることは、二人の両親が共に子供を伸び伸びと育てており、神経質でないことである。レーナの両親は「レーナは小さい時から人一倍好奇心が強くて、よその子がやっている遊びを見ると私もやりたいと、言ってせがんでは必ず自分で試してみるという子だった。誰でも小さい頃は、そういう心を神さまから与えられているものなんだけど、大人がそれを押えつけるので、いつのまにか失ってしまうのだろうね[3]」と語る。これは乙武にもいえることはすでに見たとおりである。第三の共通点は、二人とも自分を身体障害者として意識していないことである。二人の表情を写真で見ると、実に明るく、素直さで満ちており、しかも積極的行動的である。この力は何からきているのであろうか。これがわれわれの知りたいところである。第四の共通点は、二人とも他人のために骨惜しみすることなしに働きたい、何か手伝ってあげたいという公共心、利他心、人間愛に満ちていることである。レーナはこうした愛を信仰によって深め、拡大しているが、信仰をもつ以前の、幼児期（三歳ごろ）からチャレンジ精神をもっていたことはすでにふれた。この精神は信仰と必然的に結合しやすいのであろうか。これはわれわれにとって興味ある疑問である。乙武は信仰をもっていないにもかかわらず、公共心に富んでいることはすでに見たとおりである。何が彼をこのように動かしているのであろうか。この点もわれわれにとって興味ある疑問である。何が彼等のチャレンジ精神の原動力であるかは測り知れないところであるが、二人とも自己実現に生きている人であることは確かである。

いったい、自己実現とは何であろうか。この問題について少し説明をする必要があろう。われわれはすでにホーナイやマスローの自己実現論を紹介し、これに若干の問題点を指摘してきた。こうした問題に答えるかのように、神谷美恵子は次のようにいう。

「業績への欲求」とか「自尊心を維持する欲求」などを人間の基本的欲求のうちに数えあげる学者もあるが、これも根本的には似たことになる。いずれの場合にも、他人の眼に対して業績をあげることや自尊心を保つことが第一の問題ではなく、何よりも自己に対して、自己を正しく実現しているかどうか、に関係した欲求であると思われる。もしこの意味で自己にもとっているならば、外面的、対人的にどんなに立派にみえようとも、心の底にやましさの意識がひそんでいて、心の眼は――そしてしばしば肉体の眼までも、自己をも人生をも正視することができなくなり、横《よこ》眼《め》づかいや上眼《うわめ》づかいをするようになる。(4)

神谷はこのように考え、自己実現において実現される「自己」とは「小我」あるいは「わがまま」の自己ではなくて、「本質的な自我」を意味するという。このような自己は、他人によく見られたいという自己でもなければ、他人の尺度で外面的に評価される自己でもない。それは自己に忠実に生きようとする自分自身である。これは具体的にはどのようなものとして実現されるのであろうか。神谷はこれについて「大きな目的に身を投じ、『我を忘れて』これに打ちこむことによって、知らない間に自分の内にある能力を最大限に発揮しうることは少なくない。むしろ大部分の人間はいつでも何か自分よりも大きなものに身をささげたくて、そのささげどころを求めているのだともいえる。(5)」という。自己実現は「何か自分よりも大きなもの」への献身として具体化される。この「大きなもの」とは、事柄の外面的な大きさや量ではなくて、公共的視点から見られた事柄であると理解できる。人や仕事や日常生活の小さな営みを公共的あるいは人類的視点から見ることができるかどうかが問われるのである。仏教でいう小我を脱して大我に生きることが、神谷のいう自己実現である。

さて、こうした自己実現の原動力は何であろうか。人間の内にはこの力が潜在していることは、乙武やレーナにも見られる以上、五体満足の人の内にも潜在していることはいうまでもない。しかし、五体健全な人において自己実現へのチャレンジができていないようにみえるのはなぜであろうか。彼等二人よりも五体健全の人の方が自己実現への好条件のもとに置かれているにもかかわらず、この条件が生かされないのはなぜであろうか。乙武やレーナは身体的ハンディのためかむしろ幸いにも毎日の生活の中で集中力を自然に発揮している。そこには全力投球、すなわち心と身体とが一つになってたくましく動き廻っている様子が見られる。そしてこから充実感と満足感とが出てきているようにみえる。これに対して、五体健全な人は身体が満足な状態にあるため、却って心と身体との間にゆるみが自然に起こり、集中力が欠けていると説明できるのではないだろうか。五体健全という無意識的意識が、その人をしていつでも、どんな状況にも対応できるという油断や慢心を生んでいると見ることはできないであろうか。そうだとすれば、われわれはこの無意識的意識の自分にまず気づき、本来もっている力をよびもどし（フロムはこれを「良心」とよぶ）、自己自身を活動的にする必要があるということになる。では、人間はどのように考えるならば、この自己回復が可能であろうか。神谷は次のようにいう。

新しい生存目標の発見は、急激に、一挙にして行われることもあれば、長い、苦しい暗中模索を経て成ることもあろう。いずれにしても、その新しい目標が彼に生きがい感をもたらすためには、それが彼自身の内部にある、本質的なものの線に沿ったものでなくてはならない。もしそうでさえあるならば、彼は心の底から湧きあがるよろこびにみたされ、荒涼とした心の世界には、ふたたび生気がよみがえるにちがいない。新しい道にどんな困難が伴おうとも、これ以外に自分の生きる道はないのだとわかったひとは、思い切って高いところからとびおりるような気持でそれをえらびとるほかはない。ティリッヒのいう「生存への勇気」をここでふるいおこしうるかどうかによって、その後の一生に天と地の差がおこる。[6]

大切なことは、生きることへの勇気である。この力は誰にも宿っているが、これを発揮しやすい条件は、危機または最悪とみえる状況に人が直面しているかどうかであるようにみえる。なぜかといえばこうした状況は、さきにふれた「ゆるみ」を緊張させ、油断を気づかせ、「新しい生存目標」に向かって突き進む力を引き出すことを可能にするからである。この場合、挫折するか立ち上るか、後退するか前進への第一歩を踏み出すか、これはそれこそ「その後の一生」を決定する分岐点である。ヒルティも「幸福を得るには、あらゆる人間の性質の中で、勇気が最も必要である。[7]」といっている。これはチャンスをどう素早くつかむかという問題である。

註

（1）レーナ・マリア・ヨハンソン『マイライフ』いのちのことば社、一九九三年、一八頁。
（2）同書、一九頁。
（3）同書、一七頁。
（4）神谷美恵子『生きがいについて』七〇頁。
（5）同書、七一頁。
（6）同書、一七六頁。
（7）ヒルティ（草間平作訳）『幸福論』（第一部）、二四四頁。

6 自己実現と利己主義

自己実現は自己完成の意味において考えられてきた歴史がある。たとえば、T・H・グリーン（一八三六―八二）は「自我実現」を主張した代表的な思想家であるが、彼はこれが目的とするものは自己完成であると主張する。彼は“be perfect”という語を使っているが、これは新約聖書の中の言葉からとられたものである。[1] グリーンが自己完成のモデルとして考えていた理想はイエス・キリストの心であったということができる。これに対して二十世紀に入ると、自己実現は心理学や精神分析学の発達によって主張され、注目されるようになった。この点はすでに紹介され、考察されたとおりである。これらいずれの自己実現論においても共通の問題として考えられているのは、利己主義である。自己実現は利己主義と混同されるおそれがあるが、このことはこれら二つが不可分の関係にあることを示している。なぜかといえば自己完成への努力は利己主義の克服として考えられるからである。

ヒルティは利己主義の目的は「金、名誉、享楽」の三つであるという。金や名誉・地位は社会的に見れば不可欠であるが、問題はこれらが私的に見られやすいということである。しかも、一度これらを少しでも獲得した人はそれにこだわり、執着し、いつのまにかこれらの観点から人やものを見てしまうようになる。これは利己主義の現れである。利己的な人は、金、地位を得たいと願望するあまり、自分に与えられている、これらの価値を手放したくないように思い、人にそれらを与えたくないようになりやすい。これが利己主義の本質である。仏教も人間を「名利」にとらわれる存在としてとらえる。この執着からいかにして解脱するか（自由になるか）ということが仏教の根本問題である。そして金や地位へのこだわりは「享楽」への欲求とどこかで結びついている。ヒルティは利己主義の問題点について次のように述べる。

> 利己的な努力よりもはなはだしく人を疲れさすものはない。その際に出てくる力は、病熱の上昇よりほかの何物でもなく、それは力のもとでを食いつくしてしまうものだ。たえず新たにされる健全な力は、ある大きな目的のためにする非利己的な活動から生まれるものであり、このような場合にのみ、世の人々から正当な援助を受けるのである。[2]

これは考えてみるべき大切な指摘である。現代では人の「疲れ」はストレスからきているが、このストレスが「利己的努力」からきていることに気づく人はほとんどいないのではなかろうか。第一に、人は自分が利己的意識によって絶えず動かされていながら、これに気づいていないのではないだろうか。しかもストレスが起こるのは、「利己的努力」のためではなくて、上司やトップのせいであるとか、国や県の行政に問題があるとか、政治がよくないためであると考える人が多い。これらのことも問題ではあるが、自分自身の価値観を見直すことが忘れられているところに問題がある。改めて注目してよいことは、われわれが「非利己的な活動」をしているかどうかということである。しかし、他方から考えると、利己的存在である人間がはたして「非利己的な活動」をすることができるだろうかという疑問が生ずる。ヒルティはあまりにも人間を理想的に見すぎているのではないかという批判は必ずや起こるに違いない。彼はこれに対してどう答えるであろうか。ヒルティは人間が利己的存在であることを十分認識した上で、その利己性からくる疲労をいかにして克服することができるかを根本問題にする。彼は「ひとは生まれつき怠惰なものだ。[3]」という。「それだから生まれつき働き好きい人間などありはしない。」[4]というのである。彼がこのようにいうことは、自分も「怠惰なものだ」ということを認めていると解釈しなければならない。彼は「怠惰」や「享楽」への傾向性を認識した上で、これをどのようにしたら克服することができるかという課題に答えるため、ストア哲学のエピクテトス、皇帝マルクス・アウレリウス、キリスト、ダンテ、トマス・ア・ケンピス、クロンウェル、カーライル、トルストイ等の書物や聖書を遍歴し、解決の糸口をつかむのである。彼は優れた法律学者であったが、同時に深い宗教思想家でもあった。

さて、現代の日本社会を見ると、官僚も民間企業人も、公務員も、正義を忘れ、不正に手を出し、その結果は責任を負わされるケースがあまりにも多い。その原因はそうした人々の利己主義にある。ある建築業者が公共施設を建築しようとするとき、ある高級官僚に働きかけ、国の助成金等を得ようとする。高級官僚は審査し、決定の権限をもつ。業者は贈賄等の手段によって官僚に働きかけ、官僚はその業者から接待を重ねることによって、次第に両者の間に癒着が生ずる。不正はこのようにして大きくなるのである。ここで改めて考えてみるべきことは、ヒルティがいった「金、名誉、享楽」が利己主義の目的であるということである。自己実現は本来は利己主義ではないかもしれないが、人間の成長と共に利己主義と結びつきやすい。この点を、ある高級官僚とある業者との間に起こった贈収賄事件の場合を例にとって考えてみたい。高級官僚は、有名大学を卒業し、国家公務員の上級試験に合格し、めでたく本省に入り、将来は事務次官へと出世のコースが期待されているエリートである。彼等は中学校、高等学校を優秀な成績で卒業し、目ざす有名大学へ合格してきた経歴をもっているから、「自分は頭がよいのだ、能力があるのだ」という優越感をもってきたことは否定できない。それは自己実現の一面であり、個人の成長を促進する原動力であることには違いない。しかし、そこには大きな盲点がかくされていることも事実である。その盲点とは傲慢であり、うぬぼれである。優れた能力をもった人が権力の地位につくと、たとえその地位が低くても、その権力によって人々を扱うようになり、自分自身と権力をもっている一時的な自分自身とが区別できないようになりやすい。不正はこのあいまいな自己自身にその温床をもっているとみることができる。

自己実現は具体的には仕事を通して現れるから、仕事をどう見るかということが問われる。なぜかといえば仕事は能力によって遂行され、その成果によって能力が評価され、これと共に仕事に新しい地位と権限とが与えられるからである。この場合、これらの地位と権限とは自分の能力の証しであり、自分の実力によって獲得されたものであると考えやすい。勿論、これは一面から見れば事実であるが、他面から見れば正しくない。その理由は二つある。その一つは、地位や権限は自分以外の人によって与えられたものであるということである。もう一つは、それらが公共目的の達成のために与えられているということである。従って、その権限の行使に当たっては公共目的が第一に念頭に置かれていなければならない。以上のことから仕事をどう考えるかということが改めて問われるのである。ヒルティは次のようにいう。

人の心は、その正しい仕事を見出した時ほど、愉快な気分になることはない。ひとは幸福になりたいと思うならば、何よりもまず正しい仕事をさがすがよい。失敗の生涯はたいてい、その人が全然仕事を持たないか、仕事が少なすぎるか、あるいは正しい仕事を持たないことに、その根本原因がある。人間の昂奮しやすい心臓は、活潑な、そして心に満足を与える働きの自然な運動の中において最も平静に鼓動するものである。ただし、われわれは仕事を自分の仕える偶像にしてはならない。むしろ仕事をもってまことの神に仕えなければならない。このことを心にかけない人は、皆、老年期になって、精神と肉体の錯乱におちいるのである。[5]

ヒルティはここで幸福の条件を述べる。その条件とは、仕事をとおして働く活動を「非利己的な活動」として考えることである。このような活動がなされるためには、仕事は「正しい仕事」でなければならないと彼はいう。では「正しい仕事」とは何を意味するのであろうか。彼は「仕事をもって、まことの神に仕えなければならない」といっているから、「正しい仕事」とは、神への奉仕として見られる仕事を意味していることがわかる。もし神が何であるかわからない人にとっては、正しい仕事とは人々に喜ばれ、人々の幸福に役立つことが仕事の目的であるということを意味する。このように考えるならば「われわれは仕事を自分の仕える偶像にしてはならない」という主張も理解できる。なぜかといえば公共の視点からではなくて、自分の視点から見た仕事はしばしば自分の心の中に悪をよび起こすからである。ヒルティは「成功というものは、総じて人間の悪い性質をさそい出し、不成功は良い性質を育てるものだ。これは、平素、容易に認められることである。(6)」という。彼の人間知は注目される。「成功」とは何を意味するかが問われるが、ヒルティがここでいう「成功」とは世俗的意味での成功、わかりやすくいえば、会社や行政機関の地位を示す課長、部長あるいはそのトップに就任することができることを意味する。ところでそれは、現代では贈収賄や嘘の報告によって不正を誘い出す可能性にさらされている。だから不正が発覚すれば、そして裁判によって然るべき判決が決定されれば、かつての「成功」という栄光は、地に落ちてしまう。これが予測できないほど、人間は成功によって傲慢になり、いつしかものが広く見えなくなってしまう。改めて考えるべきことは、利己主義の強さともろさである。

註

(1) 新約聖書「マタイによる福音書」(5・48)

(2) ヒルティ(草間平作訳)『幸福論』(第一部)、一三三頁。
(3) 同書、二三頁。
(4) 同書、二三頁。
(5) 同書、二〇一―二〇二頁。
(6) 同書、一二六頁。

7 功利主義の人間観――ベンサムからシジウィックへ――

人間とは何であるかという問題は、近代に入ってから哲学者、文学者等によっていろいろと論じられてきた。まず、功利主義は人間をどう見たかについてベンサム、J・S・ミル、シジウィックの順に考察し、その問題点を明らかにしてみよう。

ベンサムは『道徳および立法の諸原理への序論』(一七八九)の冒頭において以下のように述べる。「自然は人類を苦痛と快楽という二人の君主の支配下に置いてきた。われわれが何をなすであろうかだけでなく、われわれが何をなすべきかを決定するのは、彼等だけである。一方では正邪の標準、他方では原因と結果の鎖は、彼等の王冠に結びつけられている。彼等は、われわれがなすすべて、われわれが考えるすべてにおいてわれわれを支配する。[1]」

「自然」という言葉が最初に出ていることからわかるように、ベンサムは人間を自然主義において見ていることがわかる。このことは、彼が人間のなすことをすべて「原因と結果の鎖」によって見ていることによっても理解できる。彼の思想は以下のように理解できる。人間は快楽を求め、苦痛を避けるようにできている。人間を動かす原因は快楽と苦痛のみである。心理学的にはベンサムの人間観は事実をよくとらえているが、倫理学的には、疑問は残る。というのは「われわれが何をなすべきか」を快苦の二大原理は説明することができるかという疑問が起こるからである。たとえば、われわれは仕事や勉強をするとき、それは苦痛であってもそれをしなければならない。快楽原理からいえば、仕事や勉強を避けるのが自然の命令であろう。仕事や勉強の義務は功利主義によってどう説明されるのか、これが最大の疑問である。しかし、ベンサムはこうした疑問に対する答えを彼の理論の中に用意している。というのは彼は快楽または苦痛を測定する七つの基準を示しているからである。

①その強さ
②その持続
③その確実性あるいは不確実性
④その近さまたは遠さ
⑤その多産性または見込み
⑥その純粋性
⑦その範囲(2)

これらの基準に従えば、どのような行為が快楽を生産し、どのような行為が苦痛を生産するかを判断することはできよう。たとえば、目先の快楽からなされる行為は将来において苦痛を生産するかもしれない場合

（「楽あれば苦あり」の場合）、ベンサムの基準から考えれば、目先の快楽は、③、④、⑤の基準によって判断されるからである。さらに、今まで問題にしてきた利己主義についても、この基準の中の⑦によってそれは解決されるからである。すなわち、功利主義は一個人の快楽のみを追求することを命ずるのではなくて、快楽がどの範囲の人々に拡大しているか、快楽によって影響を受ける人々の数はどのくらいかが、判断の基準である。功利主義が「最大多数の最大幸福」を主張するといわれるのはそのためである。また、ベンサムは量的快楽主義を主張したといわれるのもそのためである。いずれにしても、彼は個人は快楽を追求し、苦痛を避けるという自然的事実に基づいて、快楽を量的に増大し、それを社会的に拡大することが、道徳的行為（なすべき行為）の目的であると主張する。

これに対してJ・S・ミルは快楽の中には質的に見て高い快楽もあれば低い快楽もあるから、これらは区別して判断されなければならないと主張する。人間は知性および道徳的センスをもっているから、動物的快楽に満足することはできないという。さらに、人間は単に感覚を楽しませる存在であるだけでなく、静かな心の世界を求め、楽しむ存在でもあると彼は考える。かくして「満足した豚であるよりも不満足な人間であることのほうが一層よい。満足した愚人よりは不満足なソクラテスであるほうが一層よい。[3]」といわれるのである。ここで一つ問題になることは、「豚であるよりも不満足な人間」がなぜ「よい」かということである。「よい」という意味は何であるかということである。ベンサムの功利主義からいえば、「不満足な人間」は、基準からいえば快楽から遠く、むしろ苦痛に近いであろうから、「よい」とは判断されないはずである。しかるに、ミルがそうした人間（「不満足なソクラテス」）を「一層よい」というのは、道徳的判断の基準を快楽以外に求めているからである。ではその基準とは何であろうか。さきの例文からいえば、それは人間の高尚さ・美しさといった理想である。あるいは、それは人間としての誇り（プライド）であり、威厳である。さらに、それは、ソクラテスに見られるように、正義への憧憬である。人間は他の動物からこれらの点において区別される点にミルは注目し、快楽の質を区別する根拠をそこに求めるのである。

ミルは次に行為者自身の幸福と他人のそれとのいずれを選ぶべきかという問題を提起し、これに対して次のように答える。

ナザレのイエスの黄金律の中にわれわれは功利主義倫理の完全な精神を読む。あなたがたがなしてもらいたいようになし、そしてあなたがたの隣人をあなたがたと同じように愛することは功利主義道徳の理想的完全性を成している。(4)

まず注目すべきことは、自分自身の幸福と他人のそれとが対等において考えられ、公平に考慮されなければならないということである。どちらかが優位に立つということではない。問題は、ミルは人間の利己心をどう考えていたかということである。なぜ隣人愛は自愛と同じように考えられるのであろうか。ミルはこれに対して以下のように答える。それは人間性の中には同胞と一つになろうとする社会的感情が内在し、これが共感として働くからである。彼は功利主義道徳の基礎をここに見出す。ミルは人間性の中ではこの社会的感情のほうが利己心よりも強いと見ていたのであろうか。「たいていの個人においてはこの感情は彼等の利己的感情よりも強さにおいてはるかに劣っており、しばしば全く欠けている。(5)」ことをミルは認める。しかも意見や教養の相違のため同胞と一つになろうとする感情を分かち合うことは不可能であるかもしれないが、「あらゆる個人が今も社会的存在としての自分自身についてもっている、深く根づいた考えは、彼の感情や目的と同胞のそれらとの間に調和があるだろうことを、彼に自然的欲望の一つとして感じさせる傾向がある。(6)」という。彼は同胞との一体感が自然感情として人間の内にかすかであっても内在することを認める。そして教育の影響や世論の社会的浸透によってこの種子は育てられ、共感が人々の間において分かち合えるようになる、とミルは考える。

以上の問題をさらに理論的に検討したのがシジウィックである。シジウィックはミルから影響を受けた功利主義者であるが、ミルの功利主義を全面的に受け入れたのではない。シジウィックはミルの功利主義においては自己犠牲の徳が認められていることに疑問をもつ。まず、ミルが自己犠牲の徳をどのように評価しているかを紹介してみよう。「どんな人でも自分自身の幸福の絶対的犠牲によって他人の幸福に仕えることができるのは世界の配置のきわめて不完全な状態においてのみであるけれども、世界がその不完全な状態にある限り、私はこのような犠牲をする用意があることは人間に見出され得る最高の徳である事を十分認める。[7]」「功利主義道徳は人間のうちに自分自身の最大善を他人の善のために犠牲にする力を認める。[8]」このようにミルは明らかに他人の善のために自分の善――「自分自身の最大善」――を犠牲にすることを認めるが、シジウィックはこのような犠牲は理性の要求に一致するであろうかという疑問をもつ。理性は自分自身の善に対しても他人のそれに対する権利と同じ権利をもつのではないか、という疑問から彼は直覚主義を再検討する。そして彼はバトラー（一六九二―一七五二）が「合理的自愛」を認めていることに気づく。すなわち「利益、私自身の幸福は明白な義務であること」、「合理的自愛は〔人間の本性における二つの主要な、あるいは上位の原理の一つ〕である。[9]」ことを発見するのである。シジウィックはこのようにして「倫理学の諸方法」の一つとして「利己主義」の柱を功利主義の柱に対して確立し、その正当性を主張する。彼が利己主義の合理性を認めたことは、ミルの功利主義体系の中で下位に置かれていたかにみえた利己主義を再検討し、これを倫理学の原理として位置づけた点においてきわめて注目される。しかし、彼は利己主義と功利主義とが矛盾する場合、これら二つはいかにして調和するのか、という最大の難問に直面する。彼の問題は両者が完全に一致するかということにある。シジウィックは諸制裁[10]（法的制裁、社会的制裁）や共感によって利己主義と功利主義との一致はある程度可能であることを認めるが、完全な一致はこれらによっては不可能であるという。では、宗教的制裁はどうか。シジウィックは神が義務の規則に服従した人には報いを与え、それにそむいた人を罰することを数学的直覚と同じように考えることはできないという。このように検討しながらもシジウィックは両者の完全な一致を証明するに至らなかった。

この問題について若干のコメントをしておこう。第一に、自分の善（幸福）と他人のそれとの調和を考えるとき、社会的視点（教育や法体系の改善、世論の浸透など）と人間性の視点（自然的欲求や感情、衝動等）の二つの視点が考えられる。功利主義者はこれら二つの視点に立ちながら議論を進めてきたところに、議論の一貫性に不徹底なところが見られる。第二に、合理的自愛と仁愛の二つの愛が別々の固定した原理として見られているところに問題がある。二つの愛は実は一つの愛と見られるのではないか。なぜかといえば二つとも自己の働きであって、名称が違うにすぎず、愛に変わりはないからである。この点においてフロムの「すべて他人に対してなすことはまた汝自身に対しなすことである。[11]」という言葉は注目される。

註

（1） J. Bentham, *A Fragment on Government and An Introduction to the Principles of Morals and Legislation*, edited with an Introduction by Wilfrid Harrison, Oxford : Blackwell, 1948, p.125.

（2） *Ibid.*, p.152.

（3） J.S. Mill, *Utilitarianism, Liberty and Representative Government*, p.9.
（4） *Ibid.*, p.16.
（5） *Ibid.*, p.31.
（6） *Ibid.*
（7） *Ibid.*, p.15.
（8） *Ibid.*
（9） H. Sidgwick, *The Methods of Ethics*. Sixth Edition, 1901, Preface, p. xix.
（10） 「制裁」（Sanction）はラテン語の sanctio に由来し、人をこれこれの行為を守るように拘束する力を意味する。それは本来ラテン語の sanguis（blood）を意味し、宗教的制裁を意味するものとされた。（See Bentham's *A Fragment on Government and An Introduction to the Principles of Morals and Legislation*, p.147.）
（11） E・フロム（谷口隆之助・早坂泰次郎訳）『人間における自由』二六五頁。

8 理想主義の人間観――T・H・グリーン――

ミルが死亡（一八七三）した頃からイギリスにおいては理想主義の哲学が台頭してきた。その代表者はT・H・グリーンである。この学派は倫理学や社会哲学、政治思想や宗教思想の分野に画期的業績をあげ、十九世紀後半の政治や教育を改革する思想運動として成長し、その影響はアメリカにも及び、デューイのプラグマティズムを生み出す原動力の一つとなった。イギリス理想主義がなぜ台頭してきたか、それはなぜオックスフォード大学の学生たちの心を強く引きつけたか。こういった問題を考えるためには、十九世紀後半のイギリス思想の動向や社会的背景を考えなければならない。

まず第一は、当時、功利主義にとって代わる新しい思想が求められていたことである。ミル自身もベンサムの功利主義の基本をなす快楽主義に疑問をもち、快楽の量から質への転換を求める方向を示した。そこにはストア哲学（心の平静）を再評価する思想が見られる。ミルは功利主義者であったが、グリーンの理想主義への橋渡しの用意をすでにしていた。第二は、ダーウィンの進化論があらゆる思想界に大きなインパクトを与え、これにどう答えるかということが求められていたことである。進化論は、環境によく適応した生物だけが生き残るという、「適者生存」を主張する。この法則が人間社会に適用されると、この世界は弱肉強食の世界となる。弱者は自然の法則によって滅亡し、強者のみが生き残る。これは大きな社会的責任の問題である。第三は、産業革命によって都市に人口が集中し、工場労働者が増え、彼等の生活の貧困が問題になったことである。すでに、エンゲルスは『イギリスにおける労働者階級の状態』（一八四五）を刊行し、その実状を分析した。マルクスは一八六四年、ロンドンにおける「第一インターナショナル」の創立に当たって「創立宣言」を起草するなどの活動をしていた。イギリスにおいては社会主義の台頭によって、それは自由主義と両立するかという問題が知識人の大きな関心の的であった。イギリス理想主義が台頭する背景には以上の諸問題があった。

さて、グリーンは人間の本性は神性であるという。それは「霊」（spirit）とよばれ、「精神」（mind）から区別される。霊は神と交流し、精神は「肉」（肉欲、情欲）と結びつくと彼は解釈する。神性は人間に内在し、人間を通して絶えず自らを再現すると彼はいう。人間は、すでに見てきたように、利己的存在であり、動物的欲求をもっている。これは神性の自己再現を妨げる。とすれば神性の自己再現ははたして可能であろうか、また、それは何を目的としているのであろうか、その意味はどこにあるのだろうかという疑問が生ずる。グリーンはこれらの疑問に対して以下のように答える。人間は動物的制約を受けつつ存在しているが、神性は理性と意志とに働きかけることによってその自己再現を可能にする。これら二つの能力は「永久的原理」にその源泉をもつ、とグリーンはいう。この原理（神的自我といいかえられる）は、道徳においては、理性の発展と意志のそれとを促進し、両者の結合を可能にする。この結合は「人間の完成」であり、グリーンはこの完成は神において成就されているという。彼は理性を人間の「よりよき状態」を考える能力とし、意志を自我の満足（全体としての人間の満足）への努力としてそれぞれ定義する。理性と意志とが一つに結合することは、人間の完成の中に真の（永久的）満足が見出されることを意味する。

問題は、理性と意志とが結合するのはなぜかということである。現実の人間においては二つの能力は利己心等のために対立し、ときには矛盾する。両者の間には大きな隔たりがあることは事実である。グリーンはこれに対して「理性と意志との間には本質的にあるいは原則として同一性がある。[1]」と主張する。ここで理性と意志の社会的意味について説明しておく必要がある。まず、理性は、グリーンにおいては社会の基礎である。それは自分と他人とを同じように考える能力である。理性が自他を結合することができるのはそのためである。彼は理性を以下のようにも考える。それは自分および他人を同じように活かすこと、自分および他人の能力を最大限に活かす能力である。このように考えるグリーンは理性に「共通善」の基礎を見出す。これこそが「真の善」であって、それは「善であろうとする普遍的意志」にある、と彼はいう。かくして理性は意志と結びつくのである。「普遍的意志」とは「一つの調和的意志――各人の意志であるところのすべての人の意志[2]」である。「共通善」はこのような意志にその基礎をもつ。だから「その追求において利害の競争が何らあり得ないような唯一の善、それを追求してよいすべての人にとって共通である唯一の善は、善であろうとする普遍的意志にある善である。」[3]これは次のようにもいわれる。「真の幸福は、彼（人）が自分自身に対して考えるとき、彼がとりつかれている、いろいろな関心――彼が社会との自己同一感を通して可能であるにすぎない関心――の対象の実現にある。真の幸福は、彼が他人に対して考えるとき、同じ対象を彼等に対して実現することにある。」[4]要するに、共通善にせよ、「真の幸福」にせよ、それは「社会との同一感」によって成立するのであり、その基礎は理性にある。その理性は、実践の場面において共通意志として具体化され、「社会との一体感」を可能にする。このようにして理性と意志とは不可分の関係にあり、それは自我（神的自我）に深く根ざす。

グリーンが以上のような自己実現論を主張したのはなぜであろうか。それは、すでに述べたように、功利主義によっては十九世紀後半のイギリスの知識人のニーズを満足させることはできなかったからである。では、そのニーズとは何であったのであろうか。まず、第一にあげられることは、進化論のインパクトによって信仰に危機がやってきたことである。伝統的な信仰、形式的な信仰箇条の重視等によっては、科学的思考への要求は満足されなかったからである。合理的思考によって支持される信仰が新しく求められた。「広教会」（Broad Church）運動が知識人の心をとらえたのはそのためである。この運動は信仰と理性との調和が可能であるという、宗教上の自由主義運動であった。グリーンはそのグループの有力な推進者であった。次に求められたことは、社会改革を推進する理論が必要とされたことがある。ベンサム、J・S・ミルはいずれも急進的な社会改革者であったが、彼等が信奉する功利主義は、社会改革を推進しようとする、若い学生たちの心をとらえるには、その新鮮味を失いかけていた。功利主義は「最大多数の最大幸福」を主張する。それは社会改革の強力な理論であったけれども、その基礎は快楽主義にある。グリーンはこれに三つの疑問を投げかける。第一に、快楽は感情であり、一時的であり、はかないものにすぎない。それは連続しない。それは中断があり、苦痛も入り込む。快楽の最大化は不可能に近い。第二に、快楽は自分の快楽であって、他人のそれでない。他人の快楽を目ざして行為せよ、というとき、それは自分の快楽追求のための手段としてみなされないか。自愛と仁愛とはいかにして調和されるのか。これら二つは別々の原理として並列されているにすぎず、両者を統一する原理が欠けている。第三に、功利主義は個人の快楽原理からその理論を展開しており、個人と社会とを一つに結びつける原理をもっていない。感情は個々人によって違い、ばらばらであるから、そこに両者を結合する原理を見出すことは不可能である。

以上、グリーンの理想主義とその背景について述べたが、この理想主義の問題点は何であろうか。誰にも理解しがたいことは、「永久的精神」あるいは「神的原理」を人間の内に認めることができるかということであろう。グリーンは人間と神との間には意識の同一性があるという。しかし、この同一性を認めない人にとっては「永久的精神」も「神的原理」も理解できないであろう。グリーンはこうした人々に対してどう説得することができると考えるであろうか。一つの有力な手がかりは、彼が「人間と神との間に意識の同一性がなければ、人間は罪人ではないだろう(5)」といっていることである。人間はキリスト教では罪人であると見られる。このことがいえるのは、人間と神との間に意識の同一性、すなわち両者を結びつける「霊」(spirit) があるからである、とグリーンはいう。彼はこれを "human spirit" とよぶ。では、この同一性はいかにして意識されるのであろうか。次のように考えることができる。

人間は法律的意味における罪を犯すことがある。それが発覚し、その責任が問われるとき、良心の呵責がその罪を認めるケースは少なくない。この場合、罪を犯した人は良心の声によって正しい人間のあり方に気づき始めていると見てよい。良心の代わりに理性を置き換えてこの状況を説明しても、本質的変化はあり得ない。

良心あるいは理性は罪を認めさせ、その責任をいろいろな制裁によって感じさせるように働く。それは一方では被害者への償いの意識を起こし、他方では自分は取りかえしのできないことをしたという後悔の感情を起こす。このようにして犯罪人は徐々に宗教的世界への関心を促される。とくに、死刑囚の場合はこうした心の変化が十分考えられる。普通の人においては宗教的関心は皆無であるといわれるかもしれない。しかし、高校入試や大学入試を目前にした受験生の中に、合格祈願のために神社へ参拝するものがいることは事実である。車の中に、ある神社のお守りの札をつるしている車もある。それは、慣習であるとはいえ、交通安全への願いからそれを受け入れていると見ることができる。このように見てくると、われわれは人間性の奥深いところに宗教性が内在していることを否定することはできない。これに気づかせるものが良心や理性であるが、その源は神にある、とグリーンはいう。しかし、人間の内には「利己性と罪」とが内在していることも事実である。この意味において人間は二元的存在であるということができる。利己性と理性、罪と良心とは人間の内で対立し、葛藤するけれども、この対立が意識されるのは、すでに述べたように、人間と神との間に意識の同一性があるからである。そしてその意識は利己性や罪を克服する条件でもある、とグリーンはいう。「利己性と罪の源は罪を克服するものの源でもある。[6]」といわれるのはそのためである。この「源」とは「人間と神との間の意識の同一性」である。人間は理性的存在であるから、遅かれ早かれ利己性や罪に気づかないことはとうてい考えられない。なぜかといえば、二つの側面をもつ人間は、そのどちらかに気づけば、もう一つの側面に気づかずにはおれない、内的関連の必然性を秘めているからである。この必然性は、よりよい自己の状態を考える能力（「よりよき理性」）、これを実現し、そこに自己充実感を得ようとする能力（意志）に由来する。そしてこれら二つの能力は人間の完成へと向けて自己実現を促進する。そこには悪は固定したものではなくて、善へと転化する道が開かれている。

註

（1） T.H. Green, *Prolegomena to Ethics*, (1883), Fourth Edition, 1899, p.209.
（2） *Ibid*., p.351.
（3） *Ibid*., p.296.
（4） *Ibid*., p.285.
（5） *The Works of T.H. Green*, vol. III. ed. R.L, Nettleship, p.226.
（6） *Ibid*.

9 理想主義の人間観――C・ヒルティ――

ヒルティ（一八三三―一九〇九）はスイスの生まれで、ハイデルベルク大学在学中は法律を研究し、卒業後弁護士を開業した。一八六八年に「民主政治の理論家と理想家」という論文を発表し、これが学会で認められ、七三年ベルン大学の正教授に招かれた。一八九〇年にはスイスの生まれ故郷から代議士に選出され、死ぬまでその職にあったといわれる。彼は一八九九年にはハーグの国際仲裁裁判所の初代スイス委員に任命されるなど、国際的にも活躍した。彼は公職のかたわら婦人参政権運動、禁酒運動等のために尽力した。彼の死後、わかったことであるが、彼は孤児院の孤児を養育するために毎年二三〇フランを寄付し、四人の孤児を成人させたという。

ヒルティはこのような活動をしながら『幸福論』三巻、『眠られぬ夜のために』（上下）等の執筆をした。現代では彼はこれらの著作の点で広く世界に知られている理想主義者である。彼はグリーンと同時代に活躍した学者であり、政治家であり、グリーンの関心と重なる関心をもっている点においてのみならず、理想主義の点においてもかなり似ているところがある。これらの点については最後に一言ふれたいと考えている。

さて、ヒルティは人間をどのように考えたであろうか。彼は人間の本性は一面では怠惰であると見ており、他方では働くようにできていると見ている。人間はこれら二つの点で矛盾している。それ故、怠惰をいかにして克服するか、どうしたら勤勉に働くことができるかが問題とされるのである。「仕事の上手な仕方」、「良い習慣」、「時間のつくり方」が幸福論のテーマにとりあげられるのはそのためである。ヒルティは怠惰について次のように述べる。


ひとは誰でも生まれつき怠惰なものだ。感覚的に受動的な通常の状態からぬけ出すためには、常に努力を必要とする。善事にたいして怠惰であるということが、われわれの本来の根本的な欠点である。それだから、生まれつき働き好きな人間などありはしない。その性質や気質の上から、いくぶん活潑な者があるだけである。最も活潑な人でも、その天性に従うならば、仕事よりもほかのことで楽しむ方を喜ぶ。勤勉は、感覚的な怠惰よりも一層強い動機がなければ生まれるものではない。そしてこの動機には、常に二種類ある。低い方の動機は、欲情、とくに名誉心や貪欲、わけても生活維持の必要、などである。高い方の動機は、仕事そのものに対する・あるいはその人々のために仕事をしなければならぬその人に対する・愛や責任感情である。この高尚な動機は、より多くの持続性があって、必ずしも結果に拘泥《こうでい》しないという特質をもつ。だから失敗しても飽きていやになったり、成功しても熱意を失ったりすることがない。[1]

ヒルティは人間の本性を怠惰と見る。生まれつき勤勉な努力家はいないと彼はいう。確かにそうであろう。勤勉や努力は何か目的があってこそ可能である。そしてその目的を達成しようとする観念が人間を動機づけると彼はいう。しかし、その目的観念は「低い」動機からくるものと「高い」動機からくるものとに分かれる。怠惰を克服するものはこれら二つの動機であるとヒルティはいう。こう見ると、人間は二つの欲求によって動機づけられ、活動をしているということができる。低い動機（名誉心等）は結果にこだわりやすいのに対して、高い動機は結果にとらわれることなく持続的である。このように見てくると、怠惰を克服し、真に人をして勤勉にする目的は、高い動機からくるものであるということができる。ヒルティは高い動機を「仕事そのもの」に対する愛といい、また人々に対する責任感がそれであるという。このように仕事の観点から怠惰の克服を彼が問題にしたのは、幸福は何であるかということが問われたからである。彼は幸福について次のように考える。

怠惰な生活は幸福ではない。なぜかといえば人間は何か活動しているときにおいてはじめて幸福を感ずるからである。幸福の源となるような活動は仕事をする活動、すなわち働くことの中に求められなければならない。では仕事であればどんな仕事をしても、幸福は得られるか、といえばそうではない。仕事の中には「正しい仕事」とそうでない仕事とがあるからである。かくしてヒルティは以下のようにいう。「人間の幸福の最大部分は、たえず続けられる仕事と、これに基づく祝福とから成っている。そしてこの祝福は最後に、仕事をばよろこびに変えるものである。人の心は、その正しい仕事を見出した時ほど、愉快な気分になることはない。ひとは幸福になりたいと思うならば、何よりもまず正しい仕事をさがすがよい。失敗の生涯はたいてい、その人が全然仕事を持たないか、仕事が少なすぎるか、あるいは正しい仕事を持たないことに、その根本原因がある。(2)」ここでヒルティは仕事をする姿勢を問う。「正しい仕事」とは、外から見られた仕事の種類ではなくて、仕事の目的は何であるかを考えることによって答えられる、仕事の意味と価値とをさす。この意味と価値は、「人のために仕事をしなければならない」という「愛と責任感情」を自覚することによって見出される、と理解することができる。問題はこの自覚がどのようにして得られるかということである。

彼はストア哲学とキリスト教の二つによって右の問題に答える。彼はこの二つは一致するという。ストア哲学は平静の基礎を意志に求め、「意志をわれわれの力の及ぶもの」とし、「肉体、財産、名誉、官職」等は意志の及ばないものと見る。キリスト教は信仰の出発点を意志に求め、その上で「神への回心」を要求する。両者とも意志を出発点にして人間がどうあったらよいかを考える。それは自力を認める立場である。キリスト教はさらに意志を神に捧げるよう決定すること(回心)を要求する。ヒルティはこのように考え、両者の具体的つながりを「奉仕の生活」に見出すことができるとし、次のようにいう。

すなわち、適当な時期に、その全生涯をなんらかの偉大な、そして真正な事業にささげることである。これは人に創造的活動をもたらすものであって、こうした活動なしには、真の幸福は考えられないのである。これは、迫害に会って人を沈着ならしめ、嫌悪に対抗する意志の力を与え、恐怖(この世の最大の暴君)に陥ることなく、断乎として自分の意見をまげず、苦労をいとわず、また自分自身の過失(これは人が自分の仕事に忠実であるかぎり、大した問題ではない)に対して忍耐強くさせるものである。こうしてまた人は、確実な、まったく誤りない自己判断に到達することができるが、この自己判断こそ、あらゆる偉大な事業につきものの狂気から人を救ってくれるのである。(3)

「偉大な、そして真正な事業」といえば、大会社や公益事業などを連想させるが、ヒルティの「事業」の中には、自分の仕事も含まれる。その仕事は一定の職業にのみ限定されない。就職とか定年退職に関係なく、人間のなす活動は、見方を変えれば、事業として成立するわけであって、外面的に見られるのではない。仕事の規模や量が問われるのではなくて、それに従事する人の心が問われるのである。

ヒルティは「仕事の上手な仕方」とか「時間のつくり方」について論じ、幸福論を具体的に展開する。仕事と時間とは密接に関係しているので、「時間のつくり方」の中から注目される部分を紹介しておこう。時間は与えられるものではなくて、工夫によってつくり出すものである。これが彼の基本的な考えである。

(一) 時間をつくる最もよい方法は、一週に六日——五日でもなく七日でもなく——、一定の昼(夜でない)時間に、ただ気まぐれでなく、規則正しく働くことである。(4)

学校や官庁、企業において週五日制が導入されている今日、また、夜間勤務の仕事もある現代においてヒルティのルールは適用されないが、注目すべき点は「規則正しく働くこと」である。

(二) 次に大切な点は、あまり自分自身を大事がらないことである。いいかえれば、時間、場所、位置、気乗りや気分などの準備に長い時間をかけないことだ。(5)

ヒルティがここでいいたいことは、思いついたら直ちに行動に移せよ、ということである。あれをしようかすまいかといつまでも思いわずらうのではなく、よいと思ったらすぐ行動することである。

(三) これと密接に関連するのは、小さい時間の断片の利用である。多くの人は仕事にとりかかる前に、なにものにも妨げられない無限の時間の大平原を目の前に持ちたいと思うからこそ、彼等は時間を持たないのだ。

普通の仕事にはすべて、十五分もかければ充分間に合うような準備のため、整理のための、機械的にやれる無数の副次的な仕事があって、往々これが主要な仕事の時間と精力とを奪うことになるものだが、それを防ぐには、さもなければ失われる時間の断片をそれに利用するがよい。実に、この小さい時間の断片の利用と「今日はもう始めても無駄だ」という考えをすっかり取り除くことが、ある人の生涯の業績の半ばを形づくる、と言ってもさしつかえないであろう。(6)

ヒルティは「主要な仕事」と「副次的な仕事」(準備等の仕事)とを考えた上で、たとえば「十五分」を仕事の準備や整理に使え、というのである。これができるためには、「主要な仕事」を絶えず考え、研究していることと、思いついたらそのときその場で行動に移ることの二つの条件が必要である。

以上、ヒルティの理想主義の一端を紹介してきた。ヒルティとグリーンとを比較するとき、二人とも神を理想主義の支柱とする点において共通したところがある。前者は神と人間とを結びつける力をストア哲学の「平静」に求め、後者は神を理性としてとらえ、内在的に見る。ヒルティはグリーンほどに神を内在的に見ておらず、「倫理的世界秩序の存在」として見ようとする点に、グリーンとの違いを見せている。次に、両者とも現実の社会問題に関心をもち、これを解決しようとしたことがあげられる。二人とも「禁酒運動」に参加し、また女性の社会的地位の向上に尽くした。ヒルティは「婦人参政権運動」を推進し、グリーンはオックスフォードに女性への門戸開放のため「サマヴィル・カレッジ」の創設に夫人と共に尽力した。第三に、ヒルティは孤児院の孤児の養育のため毎年寄付をしており、グリーンはオックスフォード男子高等学校創設の中心的役割を果たすなど、共に教育や福祉の事業に対して積極的な援助をした。二人の間には個人的交流はなかったけれども、唯物論や進化論に対して批判的であった点において、彼等は思想上きわめて似ている点が多い。

註

(1) ヒルティ(草間平作訳)『幸福論』(第一部)、二二頁。
(2) 同書、二〇一頁。
(3) 同書、六六―六七頁。
(4) 同書、一八二―一八三頁。
(5) 同書、一八六頁。
(6) 同書、一八七―一八八頁。

10 プラグマティズムの人間観――デューイ――

プラグマティズムはジェイムズ、デューイ等によって主張されたアメリカ思想である。それは「実用主義」とも訳され、また「道具主義」(instrumentalism) として考えられる思想である。以下、デューイ(一八五九―一九五二)のプラグマティズムの特色やその背景について述べてみたい。デューイの思想は次の三つの思想から影響されながら、これらを批判することによって形成されてきた。

第一はダーウィン(一八〇九―一八八二)の進化論およびこの影響を受けたスペンサー(一八二〇―一九〇三)の

思想に対してデューイは全面的には同意しなかったことである。デューイの思想には「発展」があり、人間は環境から影響を受けるだけでなく、それに働きかける存在であるという、相互作用の考えがある。デューイは、自然淘汰の過程は葛藤のそれであり、その条件は「対立、競争、淘汰、生存」であるという。それはまさしく「生存闘争」(struggle for existence) である。この戦いの中で生き残った者のみが「適者生存」である。デューイは人間の発展はこれとは違って「倫理的理想」に向かって進む過程であるとし、この理想は「調和、目的と生活との統一、福祉の共同社会」であると主張する。それは「競争を認めるのではなくて、すべての人々が分かち合わなければならない善」である。[1] デューイはこのように考え、進化論を批判する。人間は単なる自然淘汰の過程の中で生き残る存在ではなくて、他の人々と協力する社会的存在であるとデューイはいう。この考えはグリーンの共通善 (common good) がデューイに強く影響していることを示すものとして注目される。なぜかといえば、人間が追求する理想は「競争を認めるのではなくて、すべての人々が分かち合わなければならない善」であるからである。

第二は、今述べたように、グリーンのデューイへの影響である。しかし、デューイはグリーンの「自我実現論」には疑問をもった。その問題点とは、自我が追求する理想と現実の自我との間には広い溝があることである。グリーンは理想的自我がいかにして実現されるか、理想的自我の可能性は現実的自我の中に可能性として内在するが、これはいかにして自己発展するかを問題にする。デューイはこれには関心を寄せ、理解を示すが、二つの自我の間にはギャップがあり、これを具体的にどのようにして解決することができるのか、という問題についてグリーンは十分答えていないと批判する。デューイはこれへの答えとして「道具主義」を主張する。道具主義とは知識を問題解決の手段として活用するという意味である。これは知識は何のために求められるかという疑問から起こった考え方であり、そこには知識は使用されることによって確かめられるという「確実性への探究」が用意されている。それは、現実的状況を分析し、そこから問題を発見し、これを解決する行動が理想の実現であるという思想である。デューイはグリーンの理想主義を現実の具体的状況と接触させることによってこれを再検討する。

第三は心理学のデューイへの影響である。とくに、ジェイムズ（一八四二―一九一〇）の心理学は、デューイの思想形成に大きな影響を与えた。デューイはグリーンの自我実現論を検討する過程においてこの説を心理学の知見に基づいて再構築し、成長の倫理的意味を明らかにする。彼が着目したのは、人間の本性は衝動であるということである。彼はこれを環境から孤立したものとして見るのではなくて、社会や自然とのかかわりにおいて見る。この見方は、従来の心理学においては人間の本性（本能等）を、環境から孤立させ、それを生得的なものと見る考え方に対するデューイの批判から生まれたものである。衝動は、環境と人間との相互作用の中では弾力的であり、善に向かうこともあれば、悪に向かうこともあると彼は考える。このように考えるデューイは社会心理学の観点から、『人間性と行為』（一九二二）を刊行するに至る。デューイはその後、人間性を文化との関係においてさらに考えて行く。デューイはこうして社会心理学、さらに文化人類学にまで関心を拡大し、人間性を広い視点から再検討する。

デューイは『人間性と行為』の中で衝動は活動を促す原動力であるという。それは善にも向かえば悪にも向かう。まず、衝動は何らかの目的を達成しようとする欲求として働く。目的を達成するためにはいかなる手段が適切であるか、この働きをなすのが思考である。思考はいろいろと考えられる手段の中から目的達成のために最適の手段を選ぶ。このようにして目的が達成されたとき、新しい目的への衝動が起こるとデューイはいう。

彼は次のようにいう。

衝動は思考を目ざますために必要とされ、反省を起こさせ、信念を活気づける。しかし思考のみが障害物に気づき、道具を発明し、目的を考え、技法を方向づけ、かくして諸対象の中に生きる技術へと衝動を転換する。(2)

デューイは人間の本性を衝動と見る。この力が働くことによってはじめて思考が働き、思考は問題を解決するために道具を発明する。そしてその道具は思考が描く目的の達成のための手段として使用される。これがデューイの説く衝動論である。ここで注目すべきことは彼が衝動の展開を社会的視点から広く見ていることである。これは、すでに見たように、彼が衝動を個人心理学の枠組の中で狭く見ていないことを示す。しかも衝動の展開は、過去、現在、未来の時間を展望した活動の中へと組み込まれるものとして見られ、時間的にも空間的にも広く見られていることが注目されるべき点である。この点についてデューイは次のようにいう。

「諸結果についての予測の対象は未来を予言することではない。それは現在の諸活動の意味を確かめ、ある現在の活動を一つの統一された意味によって、可能な限り、安全にすることである。(3)」これから考えると、現在の活動が一つの意味をもつためには、過去の連続的活動が現在の活動と結びつくことによって、現在の活動に方向と意味とを与えることが必要である。では、このような意味づけはいかにして可能であろうか。デューイは次のようにいう。

未来ではなく、現在がわれわれのものである。いかなる機敏さも、いかなる情報の貯えも現在をわれわれのものにはしないであろう。しかし、諸行為の傾向を絶えず注視し、以前の判断と現実の判断との間の不一致に注目し、性向の欠陥や行き過ぎにもとづく不一致のあの部分をたどることによって、われわれは現在の行為の意味を知り、その意味の光によって諸行為を導くようになる。道徳は良心的であること、われわれがなしつつあることの意味を判断する能力を発展させ、その判断を、われわれがなすことを方向づけることに用いることである……。[4]

現在の活動の意味を発見する方法は、現在の諸行為を注意深く見守ることによって、過去の行為に対する判断が現在の行為に対するそれと結合するかどうかを考えることである。そこに連続性があれば、意味が見出されるということになる。過去の行為や未来の目的が意味をもつかどうかは、それが現在の活動の中へどう組み込まれるかということにかかっている。デューイはこのように考えることによって活動の質がきまるという。その質は、行為が狭いか広いか、排他的であるか包括的であるかにかかっている。かくしてデューイは次のようにいう。

われわれが非難する利己性とわれわれが尊重する非利己性との区別は、それらが収縮排他的であるか、それとも拡大伸張的であるかによって、自我から出て自我に入る諸活動の質の中に見出される。[5]

利己主義と利他主義は、彼によれば、現在の活動の質の程度によって説明される。それらは二つの固定した概念ではない。従って利己主義の善と利他主義の善との区別は無意味である。なぜかといえば「善は活動における意味のある現在の成長の中に常に見出される[6]」からである。だからデューイは以下のようにもいう。「善はそれがどこに見出されようと、それがある他の自我の中であろうとある人の自我の中であろうと、質において同一である。ある活動はそれが結合の多様性と親密さを確立し、認める程度において意味をもつ。[7]」デューイの「結合」とは、「諸活動」の結合の意味であり、この程度によって、行為が狭いか広いか、排他的か包括的かが決定される。すなわち行為の意味がそれなりに定まるのである。

デューイの思想の歴史的意義はどこにあるだろうか。われわれは功利主義において自愛が追求する善と仁愛が追求する善との対立・葛藤をどのようにして解決するかという問題を見てきた。とくに、シジウィックにおいては自愛と仁愛とは、人間性における二つの原理として評価されたが、デューイは、これら二つの原理は同じ関心の第二次的局面であるにすぎないと批判する。善が私的善と社会的善とに区別されるのは無意味であるとデューイはいう。彼がこのようにいうのは、善は二つの善に固定されたものではないからである。善は意味のある活動の中に見出される。意味のある活動とは、諸活動が思考によって結合されることである。諸活動とは過去から現在に至る諸経験のことであり、これらの経験が結合されることによって連続性を持つとき、こうした活動は意味をもつといわれるのである。その活動は目的と手段との結合としても考えられる。彼は船員を例にあげ、以下のように考える。船員が航海するとき、港は一つの到達点にしかすぎず、最終目的ではない。そこに到着したとき、港は次の新しい航海への出発点であり、今までの活動はこれからの航海を方向づける手段として意味をもつ。新しい航海は次の目的を視野に入れて進む。このようにして過去の活動と未来の目的とは現在の活動を意味づける役割を果たす。「港は彼の思考の中では彼の活動が向き直す意味のある地点としてある。港に到達したとき活動は終るのではなくて、活動の現在の方向であるにすぎない。港は、それが現在の活動の終点であると同様に真にもう一つの活動の始まりである。[(8)]」このようにデューイは活動を連続的過程においてて見る。

デューイのプラグマティズムは十九世紀後半のイギリス倫理学の課題であった利己主義と利他主義との対立

と矛盾を克服する、新しい思想である。彼は利己主義の行為と利他主義のそれとの二つの行為があるのではないという。行為は一つの行為として存在するのであって、その意味を狭く考えるか、広く考えるかによって利己性と利他性との区別があるにすぎない。それらは行為の意味の程度による名前であるにすぎないとデューイは考える。従って、問題は狭い意味の行為が広い意味のそれへといかにして成長するかということである。この問題に対し、デューイは以下のように答える。人間は社会的関心をもった存在である。その関心は各人が社会の中でいかなる地位と役割とをもっているかという認識から生まれる。たとえば「それ（家族）はそのグループの成員が最初から相互関係にあるところの永続的な共同体である。そこでは各成員は利己主義と利他主義との調整によるよりはむしろグループ全体とそこでの彼の地位とを考えることによって彼の行為への方向を得る。[9]」この考え方は、家族に限らず、学校や企業、諸官庁、要するに組織のある共同体における個人のあり方を方向づける。こうした共同体においては各成員はその地位と役割が与えられ、責任が与えられている。各人はこれらの地位、役割、義務が全体の共同体の中でどのような意味をもっているか知っているものとして見られる。彼等はこの期待に応える義務がある。これがデューイの「活動の意味」である。こうして仕事への社会的関心と自分の善への関心とは不可分の関係にあり、矛盾するものではない、とデューイはいうのである。

ある人がその一員である社会的全体への関心は、必然的に自分自身の自我への関心を伴う。グループのあらゆる成員は彼自身の場所と仕事とをもつ。この事実は他の人においては意味があるが、自分自身の場合にはほとんど取るに足らないと思うことは不合理である。社会的関心が自分自身の健康、学問、進歩、判断力等と両立しないと仮定することは、文字通り、無意味である。われわれ各人が社会集団の一員であり、社会集団はこれを構成する諸自我を離れては全く存在しないから、自分自身の福祉と発展への知性のある関心が同時になければ、効果的な社会的関心はあり得ない。……あらゆる成員が隣人の事柄に注意するために自分自身の関心を無視した共同社会ほど、共同社会として時代遅れの、無力な共同社会は全く想像されない。[10]

デューイはこのように主張することによってプラグマティズムの立場から社会倫理学への道を開く。

註

（1） R.B. Westbrook, *John Dewey and American Democracy*, Cornell University Press, 1991, p.31.
（2） J. Dewey, *Human Nature and Conduct, in The Middle Works 1899-1924*, Volume 14, Southern Illinois University Press, 1983, p.118.
（3） *Ibid.*, p.143.
（4） *Ibid.*, p.144.
（5） *Ibid.*, p.202.
（6） *Ibid.*
（7） *Ibid.*
（8） *Ibid.*, p.156.
（9） J. Dewey and J. Tufts, *Ethics*, p.332.
（10） *Ibid.*, p.333.

11 自由と責任

民主主義の基本原理は自由と平等であり、これら二つは人間の基本的権利である。ところが、日本では自由にせよ、平等にせよ、これらは専門家の間では議論され、理解されているが、一般の人々の間では法律上の問題に直面した場合以外ではあまり論じられない。欧米では自由や平等は生活の基本をなす考え方であるが、日本においては生活の基本原理は自由や平等以外の観念である。たとえば、それはベネディクトの「恥の文化」に近いものであろうし、あるいは画一的行動（友人やその場の人々と同じ行動をとるパターン）であろう。それは個人の考えや行動をできるだけ控えようとする考えからきている。「出る釘は打たれる」とか「郷に入っては郷に従え」という諺が生きているのもそのためである。こうした考えはお互いに助け合う精神を発展させるが、一歩間違えば不正や悪に味方する場合もある。いじめ、公務員と民間企業との癒着から起こる各種の不正は日本人独特の思想と深くつながっていると見てよい。この意味において自由とは何か、それは責任とどのように結びついているかを考えることは今日的意味を持っている。

J・S・ミルは『自由論』（一八五九）の中で次のようにいう。

「自由」の名前に価する唯一の自由は、われわれが他人から彼等の幸福を奪ったり、あるいは他人が幸福を得ようとする努力を妨げたりしない限り、われわれ自身の仕方でわれわれ自身の幸福を得ようとすることの自由である。

（『自由論』第一章）

自由はこのように社会的視点から見られる一定の条件下においてのみ許される。それはある制限を伴う。ミルがこのように自由を考えるのは、各人は幸福を等しく追求する権利をもつからである。すなわち社会の成員は平等であるからである。いうまでもなく、その平等とは幸福を追求する自由の平等である。それ故、ある人が他人の幸福追求を正当な理由なしに妨害したり、他人を不幸にするような自由は平等の原則から許されない。無制限の自由が認められないのは、そのためである。ミルの自由論は現代の日本において依然として注目されてよい。なぜかといえば、すでに紹介したように、京都市内のある小学生を殺害した若者（二十一歳）や新潟県下で起きた九年間以上にわたる、女性（十九歳）の監禁事件等を考えるとき、これら被害者は明らかにその幸福あるいは自由を奪われているからである。加害者は他人の幸福、生命、自由が自分のこれらに対する価値と同じものであることをほとんど認識していない。もしこれらの価値が同一のものとして認識されていたならば、他人に対する共感と思いやりの感情が起こったであろうと考えられる。問題は、自分の自由――無責任な自由――のみを認め、他人の自由を認めない人が増えつつあるようにみえることである。改めて問われるべきことは自由はどのような意味において責任と関係があるかということである。これを考える前に自由とは何であるかについてさらに考えてみよう。デューイは自由は三つの要素を含んでいるという。

① それは計画を遂行する能力、束縛したり、妨害したりする障害物の欠如。
② 計画を変え、行動の方向を変更する能力。
③ 欲求および選択の力。(1)

これら三つの中で、①はミルの自由論と似ている考え方である。ミルもデューイも他人の自由を妨害しないことを自由の基本的要素と考える。デューイは、「幸福」（ミル）を直接念頭に置いていないが、「計画を遂行する能力」が自由の特色であるといわれる以上、彼は自由を目的達成の能力と考えていたと見てよい。そしてその目的は幸福を含んでいると理解してよい。ただ、デューイは幸福を実現する具体的計画に関心をもち、自由をこれと関連づけているところに、彼の思想の特徴がある。②と③とは関係が深い。そこに貫いている考えは「選択」である。自由は自ら行動を選択する能力のことである。選択はデューイの場合は「計画を変え、行動の方向を変更する能力」であると理解できる。ここで注意すべきことは、選択といわれる以上、二つ以上の計画や行動の選択肢が前もってすでに考えられているということである。選択とはこれらの中から一つを自分で選ぶことを意味する。選択を自由の中心要素と見る考えは、すでにミルの『自由論』の中にも出ている。ミルは次のようにいう。

知覚、判断、識別する感情、心的活動、さらに進んで道徳的選択に至る人間的諸機能は、自ら選択を行なうことによってのみ練磨されるのである。(2)

自分の生活の計画を〔自ら選ばず〕、世間または自分の属する世間の一部に選んでもらう者は、猿のような模倣の能力以外にはいかなる能力をも必要としない。自分の計画を自ら選択する者こそ、彼のすべての能力を活用するのである。彼は見るために観察力を、予知するために推理力と判断力を、決断を下すに必要な材料を蒐集するためには活動力を、決断を下すためには識別力を使用し、またひとたび決断を下した場合には、その考え抜いた決断を固守するために毅然たる性格と自制心とを用いなくてはならない。(3)

自由が選択を意味することは日本では二つの理由から注目される。第一は、若い人々の中に、自分の進路を自らの諸能力を用いて選択している人は少ないようにみえることである。選択した人の場合においても、その目的が十分考えられていないため、目的が焦点化されていない場合が見られる。学生の学習意欲が弱い原因はこのようにして説明できよう。問題は大学へ何のために入ってきたかが主体的に、人にすすめられたのではなくて、自らの選択によって決定されたかどうかということである。第二は、日本人の中に、老若男女を問わず、自分の行動を自分で選択し、具体化する人が少ないということである。他人の行動に合わせた行動パターンが多く見られるということである。指示待族という言葉が使われてから久しい。上司や先生から指示されるまでは何もしないでぼんやりとしている状況をそれは意味する。いじめられている友だちがいるにもかかわらず、何もいわず、何もしないで傍観しているのも「指示待族」の心に通ずるものがあろう。日本において自由の観念が定着しがたいのは、以上の二つの理由の外にいろいろと考えるべきことがあろう。その中で最も注目してよいことは幼児期から子どもが親の過保護によって育てられてきたために、一人では何もできない青少年が増えてきていることである。不登校もこれと関係が深い。面接が就職等の試験において重視されてきたのも、即座に発言ができるか、表現力や説得力があるか、積極性があるか、人のいっていることを聞いて理解しているか、といった能力がテストできるからである。

さて、選択としての自由についてデューイは次のように述べている。

未来の客観的選択肢を予見し、熟慮によってこれらの中から一つを選択し、それによってその可能性を未来の存在への努力の中で重くすることができることが、われわれの自由を測る。[4]

選択は自由における要素であり、まだ実現されていない、危険な諸可能性なしには自由はあり得ない。[5]新奇、危険、変化は人々が欲求する自由の材料である。[6]

彼の自由論を理解するためには以下の点を心にとどめておく必要がある。第一は、彼は人間を過去、現在、未来の時間の中で見ていることである。しかも、これらの時間が経験の連続性において考えられていることである。第二は、人間は未来に向かって行動する主体として見られていることである。行動するとは、未来の目的を心に描き、過去の経験を反省し、これをその目的実現の手段として現在の活動の中へ統一的に組み込むことを意味する。第三は、人間は常に新しいことや危険なことへチャレンジする精神をもっていることである。この精神は人間は環境から刺戟を受け、考えることによって環境に対して働きかけ、何かを創造する。デューイの自由論の背景には人間と環境との相互作用からくる自己発展の思想がある。そこには可能性への限りなき挑戦がひそんでいる。この可能性の発展は具体的には諸行動の選択肢の中から熟慮によって一つの行動を選択することである。日本では自由といえば、それは単なる欲望の解放、わがまま、利己主義、無干渉、誰からも束縛されないこととして受けとめられている。しかし、ミルやデューイは、自由を「熟慮」に基づく能力、すなわち知性に裏づけられた選択として考える。選択は「熟慮」による判断である。では何を「熟慮」するのであろうか。それは結果の予測のことである。予測された結果が目的なのである。デューイは次のようにいう。

諸目的は活動の進行の中で起こり、活動に付け加えられた意味を与え、そしてその進行をさらに方向づけるところの、予見された諸結果である。諸目的はいかなる意味においても行動の目的ではない。それらは熟慮の目的であるとき、行動において向きを変える旋回支軸となる。[7]

われわれは自由というとき、目的を視野に入れて考える人は少ない。たとえ目的が考えられていたとしても、それを「予見された諸結果」として考える人はさらに少ないであろう。デューイが結果を視野に入れて目的を考えるのは、次に何をなすべきかという行動が具体的に明らかになるからである。しかも注目すべきことは「諸結果」(consequences) という言葉が複数形において使われていることである。これは、いうまでもなく、諸結果が選択の対象として考えられていることを示していることに外ならない。もう一つ注目すべき、重要なことは、デューイが活動を連続的に見ていることである。目的はゴールであるが、そこに到達すれば、このゴールは次の新しい活動が始まる「旋回支軸」となるのである。大学へ合格することが最終目的ではなくて、次の新しい目的へ向かって活動が展開する出発点であることを考えるとき、デューイの自由論は学ぶべき多くのことを含んでいる。

自由は責任とどう結びつくであろうか。「予見された結果」が行動の目的であるから、その行動の意味は十分理解されているとみることができる。「あなたはなぜこれこれのことをしたのですか」、あるいは「あなたはなぜこれこれのことをなそうとしているのですか」と問われたとき、予見された、ある結果を現実のものにするためであるという答えが返ってくると期待される。「予見」とは、すでに行動の理由がわかっていることを意味するから、予見に裏づけられない行動は盲目的であり、説明ができないということになる。責任(accountability) は、実は説明することができることを意味する。それは行動の理由を説明することを意味するのである。自由が熟慮による選択を意味することの中には、すでに責任の観念は含まれているのである。デューイの責任論においてもう一つ注目すべきことがある。それは責任が問われる行為が社会的非難や称賛の対象であるということである。とくに社会的に非難される行為(なすべき行為ではないという道徳的感情を喚起する行為）は、その行為者に対して説明（弁明）が求められる。この場合、この非難はその行為者がこれから先なそうとする行為に対して責任をもつようにという教育的意味を含んでいる、とデューイはいう。なぜかといえばなしてしまった過去を今さら変えることはできないが、将来においては非難された行為をそうでない行為へと変えることは十分可能であるからである。刑罰が矯正的意味をもつのもそのためである。刑罰に限らず、他人からの注意等あるいは本人に原因がある失敗等も自己形成の契機として同じように説明できる。確かに、責任を論ずる場合に、自分に悪や不正の原因があることを認めただけでは不十分である。この認識の中にはこれから先は同じような非難を受けないようにという自覚と共に自己変革への強い決意が含まれているとみなければならない。

註

（1） J. Dewey, *Human Nature and Conduct*, p.209.
（2） J・S・ミル（塩尻公明・木村健康訳）『自由論』岩波文庫、一九七一年、一一八頁。
（3） 同書、一一九頁。
（4） J. Dewey, *Human Nature and Conduct*, p.214.
（5） *Ibid.*, p.212.
（6） *Ibid.*
（7） *Ibid.*, p.155.

12 民主主義と正義

はじめに

戦後五〇年以上経過した今日、民主主義はどのように理解されてきたであろうか。いじめ、同和問題、男女平等の問題は人権の問題であるが、その根本は人間の平等をどう考えるかということにある。さらに、「飛び入学」も平等にかかわる問題を含んでおり、臓器移植の問題も人間の平等と深くかかわっている。平等は戦後の日本では人々を同じように扱うこととして理解されてきた。人間はそれぞれに違った能力をもって生まれてきていることを考えるとき、「同じように扱う」とは何を意味するのであろうか。平等は教育や就職等への機会の平等として理解されてきた。しかし、平等は「機会の平等」のみを意味するであろうか。その本質は何であろうか。本稿ではこうした問題に答えるために、デューイの平等論を主として検討し、フロムの平等論と対比させることによってその特色を明らかにしたい。

一　デューイの平等論

デューイは平等を「質的平等」として考える。まず、これが何を意味するかを検討してみよう。彼によれば平等とは価値のそれである。価値とは各人がそれぞれもっている能力、知識、技術、経験である。これらは人によって違っており、この意味において各人にとって独特なものである。第三者から見れば、それらは同じものにみえても、各人にとってはそれぞれ違った価値と意味とをもつ。それらは量の点では各人の間では差があるが、一人ひとりの人にとっては違った価値と意味とをもつ。デューイが「それ（平等の観念）は同じことを意味しない。それは量的に理解されるべきではない。[1]」というのはそのためである。平等を量的にとらえるならば、自分の所有量と他人のそれとを比較し、その不平等の観念が起こる。こうした不平等の是正をめぐって財の配分論がこれまで経済学者（バーナード・ショウ、トーニイ等）によって論じられてきたが、デューイは発想の転換をする。彼は、学習という観点から平等を機能的に考える。機能とは人と人との相互関係の中で「与え、かつ受けとる」という営みであるが、デューイはこれに学習の意味を与える。学習（広義のそれ）とは、いかに考えるか、いかに判断するか、という方法のことである。デューイは会話を例にあげて次のようにいう。

真の会話においては、ある人の観念は他の人がいっていることによって訂正され、変えられる。確かめられることは、彼の以前の観念ではなくて……、賢明に判断する能力である。彼が得るものは、経験の拡大である。彼は学習する。[2]

デューイによれば、人間は学習し、経験することにおいて互いに平等なのである。学習することそのこと、経験することそのこと、この一点において人々は平等であるといわれるのである。各人は、相互交流によって学習や経験を拡大し、深め、それに意味を与える。このことは、知識の量を目ざしているのではなくて、相互交流（デューイはこれを“give and take”という）による、互いの「成長」をめざしているのである。この点において人間は平等であるといわれる。「質的平等」はこのことを意味する。この点は以下のように説明することによってより明らかとなるであろう。たとえば、「会話」においては一方の側は他方の側から刺戟を受けることによって会話の内容についてさらに考えを発展させる。相手側もこちらの発言によって何らかの刺戟を受け、思考を深めたり、発展させたりする。ときには、デューイがいうように、以前もっていた自分の考えが修正されることもあれば、間違いに気づくこともある。同じことは相手側にもいえる。このようにして自分も相手も、それなりに、自己の成長が促進される。デューイは親と子供との間にも平等が成立するという。親は子供よりも豊かな知識と経験とをもっており、この点では不平等であるが、親は子供から学ぶことによって一層充実し、豊かとなる。子供は親から経験の豊かさを学びとる。親も子供も相互交流によって充実と豊富さとを増す点で平等である。この「充実と豊富さ」とは、内面的充実と豊かさ、換言すれば心の充実と豊かさと解釈され得る。ここに、親と子供との間の「質的平等」が成立する理由があるわけである。かくてデューイは次のようにいう。

一人の人物が自分の能力を発展させ、自分の役割を演ずる機会を、他の人々と同様にもつ場合、彼の諸能力が他の人々のそれとほとんど全く違っていても、彼は道徳上では他の人々と平等なのである。彼自身の生活と経験において、彼が集団の活動と経験に寄与するところのものと、そのかわりに、刺戟と経験の豊富化という仕方において、彼の受けとるところのものとの間に、方程式がなりたつ場合、彼は道徳的に平等である。(3)（傍点はデューイによるイタリック部分）

デューイの「質的平等」を理解するためには、以下の点が注目されなければならない。第一点は、平等が、経験や活動というダイナミックなプロセスの観点から考えられていることである。それは、具体的には、与えることと受けとることという働き（機能）において、人々が平等であるということである。それは何をどれほど与えたかとか、どれほど受けとったかといった量的観点から考えられているのではないということである。各人がそれなりに与えたり、受けとったりする活動あるいは経験は、それ自身で価値をもつというのである。デューイは次のようにいう。

平等は、諸価値の平等であって、物質や量の平等ではない。価値の平等は、それゆえに、各人の内面的生活と成長によって測定されるべきであって、機械的比較によって測定されてはならない。各人は個人としては、すべての他の個人と同じ標準で計ることはできない[4]……。

第二に注意されるべきことは、各人はそれぞれの能力を発展させる機会を同じように与えられているということである。デューイは機会の平等を前提にした上で、諸能力を実現する自由が各人に与えられていると考える。この前提に立って諸能力の発展を客観的に見れば、この発展の度合には人によって差異があるという事実を認めなければならない。これは不平等であるといわれるかもしれないが、デューイは平等をこうした観点から考えるのではなくて、「彼自身の生活と経験」という、各人の主体的視点から考えるのである。「彼自身」が強調されるのはそのためであって、他人と比較して考えられているのではない。質的平等は本人自身の経験あるいは活動の意味と価値にある。それは各人の諸機能の調和的働きにある。各人はこうした活動によって充実し、経験を拡大することによって成長する。デューイのこうした考え方は、人間の本性が絶えず学びつづけてやまないという人間観からきていることに注目する必要がある。

二　平等と自由との関連

以上のように考察してくると、デューイにおいては平等は各人がもつ、固有の能力を発展させることそれ自身にあるということができる。「それ自身」と敢えていったのは、各人の諸能力はそれ自身価値をもっており、他人のそれらと比較して評価されるものではないからである。平等が量的に考えられない理由はここにある。このことは、なぜ一人ひとりの人間が尊重されなければならないかという問題への答でもある。

さて、このように見てくると、平等は各人の自由の問題と密接不可分の関係にあることを改めて知ることができる。というのは自由は各人の諸能力を十分発展させること、あるいはそれらの解放として考えられるからである。ここで、デューイが自由をどのように考えていたかを整理しておく必要があろう。デューイは自由を社会的視点と個人的視点の二つの視点から考える。第一の視点は、個々人の諸能力を発展させるために、これを妨げる社会的諸制限（たとえば、ある階級がもっている「特権」など）を除去することである。この点はグリーンの自由主義の延長線に位置づけられる。第二の視点は内面的自由のそれであって、これは以下の三つに分けられる。(5) ①「計画を遂行する能力」、②「計画を変更し、行動の方向を変える能力」、③「欲求と選択の力」の三つである。これらについては若干説明を必要とするであろう。デューイの自由論の基礎にあるものは「欲求」であって、これは目的と結びつくものとして具体的に考えられている。デューイが「考慮中の目的」(ends-in-view) を「目的それ自体」(end in itself) から区別するのはそのためである。目的が視野の中に入れば、それを達成する手段が探究され始める。そして目的は手段とどのようにして結びつくかという疑問から、両者の合理的結合を目ざす計画が立案される。こうした計画は状況によっては変更される必要があるかもしれないし、長期的計画であれば、その途上で達成された目的と状況との関係によってそれが変更を必要とする場合もある。こうした場合、どのような行動を選択するかが問題である。選択されるべき行動は外から与えられるものではなくて、各人がその置かれた状況の観察と分析とによって予測される、いくつかの可能性を想像し、熟慮することによって提示される。デューイが自由に「欲求と選択の力」の意味を与えるのは、以上の状況認識によるのである。

デューイの自由論はグリーンによって主張された「積極的自由」を継承し、発展させている。「発展させている」といったのは、デューイにおいては自由は何かをなす自由であり、この自由は目的と手段との結合を考え、選択し、行動においてこれを具体化する能力として考えられているからである。ここで注目すべきことは、自由を社会的諸制限からの解放としてのみとらえたのでは十分ではないということである。なぜかといえば解放された個人は次に何をなすべきかを考えるのでなければ、自由は受動的であるにすぎず、各人が充実を経験することができるとは必ずしもいえないからである。こうした充実を経験するためには各人は、すでに述べたように、それぞれの仕方においてその諸能力を発展させなければならないが、これは孤立の状態では不可能である。それが可能であるのは、個々人の間の相互交流、社会的関係の中での各人の役割などを通してである。ここに平等が成立する基盤があることを改めて知ることができる。デューイはこれを以下のように考える。人々は人間関係の中では与えたり、与えられたりする動的関係の中に生きている。ある人は何かを与えることによって学び、充実を感ずると共に、相手から刺戟され、反省することによって誤りを訂正し、知識を確実にする。勿論、内容なしに与えるという行動は考えられないが、その内容は量的に考えられているだけではなくて、いかに考え、どう判断するかという知的作用である。換言すれば学習するという働きである。相手は、相互交流によって自分に学習行動（広義のそれ）を刺戟し、活性化するものを与える。その「もの」とは量ではなく、心を動かす内容である。デューイはこれを質とよび、この点において人々は平等であるというのである。子供はそれなりに大人（親や教師等）から学び、大人は子供からそれを学びとり、それぞれ成長する。この点において人間は平等であると共に自由であるということができる。ロールズが平等を「平等な自由」（equal liberty）というのもこのようにして理解することができる。平等は一人ひとりの自由を生かし、尊重する概念であると共に共通善を分かち合う概念でもある。民主主義が自由と平等とを基本原理とする理由もそこにある。デューイはかくて次のようにいう。

道徳的理想としての民主主義は、歴史上、しばしば敵対的に働いた二つの観念、一方における個人の解放と、他方における共通善の促進という、二つの観念を結合しようとする努力である。[6]……倫理的見地からすれば、民主主義的理想は、大問題を解決するよりは、提出するものである。すなわち、各人の諸活動は、すべての他の人々の善に寄与するような社会状態の維持と、各人の発展とを、どう調和させるかの問題をつきつけるものだ、といってもいいすぎではない。民主主義は、実現されるべき要求という意味における一つの要請を表現する。すなわち、各人は、自分の特異な諸能力の解放、表現、充実への機会をもつと同時に、その成果が社会的に分有される諸価値の資力の確立をさらに強めるという要請である。[7]

三　平等論の問題点――差異を中心として――

自由を諸能力の発展として考えるとき、各人の間に起こる発展の差を不平等と見るか、それとも平等と見るかという問題がある。日本では平等といえばすべての人を同じように扱うことと同じ意味に考えられてきたように見える。デューイは平等は「同じこと」を意味しないという。人間は能力や個性等において同じではなくて、違っている。この差異を評価することなしに平等を論ずることはできない。E・フロムもこの点に注目し、次のようにいう。

あらゆる人間は平等に創られた、という観念は、それ自体が目的であって手段ではないと考えられるような基本的権利を、すべての人間が持っている、という意味であった。ところが今日では、平等とは交換価値がきくということと同じ意味をもち、正に個性を否定するような観念である。平等とは個人の特殊性（peculiarity）を発展させる条件ではなくて、個性の解消を、いいかえれば市場的構えをもつ『没我性』という特徴を意味するのである。平等は相違（difference）と結びついていたのだが、それは『無差別』（in-difference）と同じ意味になり、そして実際無差別または無関心（indifference）こそ現代人の、自己自身及び他人との関係を特徴づけるものである。(8)

フロムの平等論からわれわれは平等を以下の二つの側面から解釈することができる。第一に、「人間は平等に創られた」から、人間はすべて等しく生きる権利をもっている。「生きる」という一点に平等の原点があるということである。第二に、人間は個性や能力等において差異をもって創られたということである。この差異は、人間が人為的につくった社会的制度から生じた差異ではなくて、自然的差異、すなわち個性の差異である。これら二つを総合して考えると、平等とは各人がそれぞれの個性を発揮しつつ生きる権利を与えられていることを意味するということになる。この事実を社会的視点から見るとき、人々の間には個性の差異は明らかに存在するが、これは差別（不平等に人間を扱う意味でのそれ）ではない。その差異が存在するからこそ人間は相互交流によって互いに価値を分有し、それぞれの成長に役に立てることができるのである。もし仮に人間が同じ能力をもち、同じことを考えたり、同じ行動をしたりするならば、互いに学びとるものは少なく、各人の成長は促進されないであろう。デューイが次のようにいうのはそのためである。

たとえば、会話において、一人ひとりが、鸚鵡《オウム》のように、同じ文句をくり返し、くり返し口にしたとするならば、感情や思想のコミュニケーションはありえない。また、みんなが同じ動作を同時にしたとするならば、ゲームを行なうことはできない。各人は、彼自身の知識や能力や趣味の蓄積から、特異な何かを寄与するのであり、同時に、彼は他の人々によって寄与される価値の諸要素を受けとるのである。(9)

平等が「与え、かつ取る」(“give and take”)働きであるといわれるのは、人間は生来完全な存在ではないからである。人間は長所もあれば短所もある。短所は相手から長所を学ぶことによって改められ、自分の長所は相手の短所を補なうように生かされる。従って、人間の相互交流は互いに相補う関係にあることによって相互の成長を促進する。社会における各人の役割もこのように理解され、それは相互の利益と幸福とに貢献する一部分を担う意味をもつ。デューイがこのように考えるのは、平等の原理が共通善にあるとみられているからである。彼によれば、共通善とは善を分有すること、分かち合うことを意味するとされる。それは人々の間のコミュニケーションを前提としている。コミュニケーションとは人々の交流であり、これは善を互いに分かち合うことを内容とする。善は各人がそれぞれもっている諸能力をそれぞれの立場において発揮することによって与えられ、受けとられる。各人はそれぞれの立場において役割を与えられ、これを果たすことによって共通善を実現するのである。平等はこの意味において社会参加の意味を含んでいる。

デューイの平等論は、「質的平等」を中心にして展開されており、注目されるべき今日的意味を十分もっている。しかし、それは二つの問題を含んでいる。第一は、財または富の配分をどう考えるかということである。デューイはこれを「量的平等」の問題として彼の中心テーマとしなかったが、この点はロールズの「格差原理」[10]と対比して検討される必要がある。第二は、人間の本性は学習活動ではあろうが、これの活性化を妨げる諸要因を含んでいる。これらを検討する上においてフロムの「生産性」は注目されるべき今後のテーマであろう。

註

（1）J. Dewey and J. Tufts, *Ethics*, p.384. 久野収訳『社会倫理学』（世界の大思想27）、河出書房、一九六八年、三二七頁参照。
（2）*Ibid*., p.384. 久野収訳『社会倫理学』三二六—二七頁参照。
（3）*Ibid*., p.384.『社会倫理学』三二七頁。
（4）*Ibid*.
（5）J. Dewey, *Human Nature and Conduct*, pp.209-215.
（6）J. Dewey, *Ethics*, p.388.『社会倫理学』三三〇頁。
（7）*Ibid*., pp.388-89.『社会倫理学』三三〇頁。
（8）E. Fromm, *Man for Himself*, New York : Holt, Rinehart and Winston, 1966, p.74. 谷口隆之助、早坂泰次郎訳『人間における自由』九九頁。
（9）J. Dewey, *Ethics*, p.383.『社会倫理学』三二六頁。
（10）J. Rawls, *A Theory of Justice*, University Press Paperback, 1973, p.101.

13 二十一世紀と日本人の課題

一 現代社会の諸問題と求められる道徳的価値

まず、家庭においては二つの大きな問題がある。その一つは、過保護、甘やかし、愛情不足等である。もう一つは、知識に偏った教育観であり、道徳性が軽視されていることである。第一の点から考えてみよう。民主主義の原理は自由と責任であるが、これら二つの関係が現代の日本では十分理解されていない。自由といえば、それは子供の欲求を何でも認め、これを満足させてやることと同じように考えられている。これが過保護であり、甘やかしとよばれるものである。たとえば、子供に一定の時間をきめずにおやつなどの間食をさせることである。歯のためにもよくないし、夕食も進んで食べないようになる。こればかりではない。過保護や甘やかしによって育てられた子供は、わがままとなりやすく、我慢ができないようになる。その結果、子供の人間関係にも悪い影響を与えるようになる。もう一つの点である知識偏重の教育観は、学歴主義を助長させる。学歴主義の問題点は何かといえば、有名高校や有名大学を卒業しておれば、人生のパスポートが得られたように考えることである。忘れられていることは、忍耐強く着実にものごとを進めるとか、正しいことや善いことへの強い関心をもつといった道徳的価値である。知識は人間が生きていく上での手段としての価値であるにすぎず、それ自身において絶対的価値をもつものではない。なぜかといえばそれは悪いことにも使われるからである。

次に問題となる点は、子供が他の友だちと外で遊ばなくなったことである。彼等は家の中でテレビゲームなどで一人遊びをするようになった。その結果、子供たちに社会性が身につかなくなっている。子供は仲間と遊ぶことを通して話し方を自然に学び、情緒を理解するようになるが、こうした経験がきわめて貧弱となった。最近、各地で起こっている、中学生による殺傷事件の背景にはこうした問題があるとみておかなければならない。大人も地域社会の中での人間関係が希薄である。とくに、高層マンション等での生活では、隣の人と顔を合わすことが少ないし、挨拶もしなくなりやすい。隣人の子供の名前を知っている大人も少ないに違いない。大人は子供に声をかけることも少なく、無関心になりやすい。何か事件が起こっても、どこの家庭の子供が被害にあったのかわからなくなってしまう。

地域の伝統的行事やイベントに家族がみんなで参加する意味があるのは以下の理由による。第一は、こうした参加によって地域社会の人々とふれ合うことができ、お互いに親しい人間関係づくりができることである。それはお互いの名前を知る機会でもある。第二は、地域の伝統を知ることができ、また、イベント等に参加することによって互いに喜びを分かち合うことができるということである。それは利己主義の克服につながる。

子供は家庭や学校、地域社会での諸経験を重ねることによって成長し、責任ある大人になっていく。しかし、今の彼等に日本を住みよい国にしようという気持ちがあるだろうか。日本人としての誇りがあるだろうか。こうした問題を考えるとき、まず反省すべきことは大人の正義感であろう。金融諸機関の不正融資や官民間の贈収賄事件等を考えるとき、その根本問題は、エリート幹部の倫理感の欠如である。子供は大人のこうした不正を黙ってじっと見ているのである。子供がいろいろな事件を起こすのは、大人のやっていることの反映であるとみられないことはない。なぜかといえば、子供は大人の行動を模倣しやすいからである。

現代では愛国心はきわめて乏しい。中にはこの言葉を誤解する人もいるのではないだろうか。祭日に国旗を立てる家庭はきわめて少ない。入学式や卒業式で、「国歌斉唱」に反対する人が今もいるが、「君が代」は、国際的行事等において見られるように、公認されている。日本人が日本に対して誇りと尊敬の念をもつためには、国旗に対する厳粛な気持ちをもつ心を子供のときから育てるようにすることが、これからの課題であろう。同じことは国歌斉唱についてもいえる。この点、諸外国へ行き、そこでいろいろな会合や行事に日本人として参加した人なら誰でも、改めて自分の国・日本に対してもっと関心をもち、その伝統や文化を再評価する気持ちをもったに違いない。

この意味において日本を国際的視野から見直す必要がある。今日、海外旅行をする人は毎年増加しているようであるが、彼等は何を学んで帰っているのであろうか。また、学んだことを日本において生かそうとする人がどのくらいいるであろうか。戦後、アメリカから民主主義が導入されてから五十年以上が経過してきたが、その基本原理である自由は、すでに述べたように、甘やかすことと考えられ、放任として考えられてきたようにみえる。自由の意味が理解されてこなかったために、無責任な行動が目立ってきた。改めて考えるべきことは、自由は責任とどのように結びついているか、自由と平等とはどのような関係にあるかということである。これと関連して考えなければならないことは、個人主義と利己主義とは意味が違うということである。

国際的視野から考えるべき課題が三つある。第一は、環境問題である。同じ地球上に住む人間として、環境汚染は人類共通の問題である。地球環境をよくするのも悪くするのも人間である。自分一人くらいならとやったことでも、自分自身の上にふりかかってくるということを深く考える必要がある。第二は、世界の中の日本人として人類の幸福のために何かを果たす役割があるということである。そのためには、とくに発展途上国の人々に関心をもち、ボランティア活動を積極的に展開することである。第三は、日本の文化や伝統を正しく理解し、その知識に基づいて英語によって説明したり、文章を書いたりすることである。こうすることによって日本の文化や伝統を外国の人々に理解させることがこれからの課題である。

以上、現代の日本が直面している道徳的問題について述べてきた。以下、これらの問題を、家庭、地域社会、日本、国際社会の視点から具体的に検討してみたい。

二　子供の自立と親子のコミュニケーション

最近の新聞の投稿欄を見ると、「子供たちの我慢が足りない」とか「我慢の大切さを子供に教えたい」といった内容の声が注目される。よく読んでみると、親や大人の生き方が問われているようにみえてならない。中学生による殺傷事件を見て、多くの人は「中学生たちはなぜ衝動を抑えることができないのか」と疑問をもつ。そして次に出てくるのは「子供たちは我慢が足りない。もっと我慢のできる子供を育てなければならない」という言葉である。子供がこれを聞けば「大人はぼくたちの心が全くわかっていない」ということになろう。ここで大人が考えなければならないことは、子供たちの中には不満と怒りで心がはげしく動揺している者がいることである。「うちの子は従順で素直であるからその心配はない」と考えるならば、それは表面的見方である。むしろ、こうした子供が問題行動を起こすかもしれないということを認識する必要がある。

親子の間のコミュニケーションが大切なのは以上の問題があるからである。コミュニケーション論に移る前に、我慢の大切さと衝動との関係について考えておく必要がある。我慢をなぜしなければならないかを子供が自然に体得することが基本的に重要である。なぜかといえば、親が一方的に「我慢の大切さ」を教えようとすれば、ある前提条件がない限り、子供にとっては押しつけがましい説教でしかないからである。では、その前提条件とは何か。これは二つに分けられる。その一つは、子供が自ら進んでどんなことでも引き受け、それを行動に移す習慣が身についていることである。もう一つは、親が何か信念をもって一生懸命に生きていることである。この点は補足説明を必要とするであろう。というのは、仕事だけに打ち込み、帰宅が遅い人でも「信念」をもっているであろうし、高い地位を手に入れようと一生懸命頑張っている人も「信念」をもった人とみられるからである。

このように考えると、前提条件の第二は、道徳的にみて強く正しく生きるという意味での価値観として理解されなければならない。親がこうした価値観をもっていることが、子供に我慢を要求する基本的条件となるのである。この意味において親は自分の生き方について絶えず反省し、自分自身を変えていくことが求められる。次に、親は、衝動を単に抑制するものとしてのみ考えるのではなく、それを生かす方向において考え直す必要がある。衝動とは、子供にとっては不満、怒り、焦り、不安等を中心とした生命力を意味する。それは善や正義の原動力にもなれば悪や不正のそれにも転ずる。この点を理解することは非常に重要である。なぜかといえば人を殺傷しようとする衝動は、親や教師、兄弟姉妹や友人との人間関係によっては全く反対の善や正義の実現に向けられ、生かされるからである。この意味において平素から子供をよく観察したり、子供と対話をしたりすることが大切なのである。

さて、子供が健全な自己実現を達成し、生きることの充実感を経験することができるようにするためには、自立を中核とした生活習慣を身につけることが何よりも重要である。自立とは、自分で自分の生活上のことができるという意味である。その反対は、人に頼り、人にしてもらわなければ何もできないことである。このようにして育てられた子供は、指示待ち族になっていくであろうし、自分で判断のできない大人になっていくであろうと考えられる。自立の習慣だけを身につけさせるだけで十分であろうかという疑問が起こるかもしれない。今日では、生命を大切にするとか、人への思いやりとか、こういった道徳的価値のほうがむしろ大切なのではないか、という疑問が起こるかもしれない。これに対しては以下のように答えられよう。

自分で自分の生活上のことができる子供は、そうでない子供よりも心にゆとりがあり、それだけ友だちへの配慮や関心をもつことができる。自立的な子供は積極的に行動するから、友だちへの思いやりをもつことができる。なぜかといえば、彼または彼女はこうした道徳的行動に充実感を味わうことができるからである。このように考えると、自立は道徳的諸価値を実現する要（かなめ）であるということができる。

ところが、この自立の習慣形成の大切さが、多くの家庭では忘れられている。なぜそうなったのであろうか。その最大の理由は、自立の道徳的価値よりも、知識を身につけ、有名高校や有名大学を卒業することのほうが高い価値をもっていると考えられていることにある。いうまでもなく、今日の社会では体系的知識や技術をもっていることは便利であり、とくにスピード時代の今日では科学的知識や技術は生活にとって不可欠である。しかし、これらはあくまでよりよく生きるための手段にしかすぎない。今日、忘れられているようにみえることは、「よりよく生きること」である。これが何であるかを考えようとする人は少ないし、考えても簡単には答えられないと思う人は多いであろう。人は金や地位を得ることだけを「よい生活」と考えているのであろうが、そのために人生の途中で栄光の地位を失った人々を思い出すとき、改めて考えるべきことは、善や正義が幸福の重要な要素であるということである。

以上の理由から、子供たちが現在および将来にわたってよりよく生きるために、幼児期から、子供たちが現在および将来を展望した習慣を身につける指導や助言をすることが必要なのである。親自身も基本的生活習慣を身につけ、実践しているかどうかを問い直す必要がある。親の姿を見て子供は成長するからである。親の生涯学習が問われる。

次に、親子のコミュニケーションが大切であることである。コミュニケーションといえば、言葉による対話が考えられる。最近、「サイレントベビー」という言葉が注目されている。ある病院の医師が母乳の大切さを説明するとき、母親が赤ちゃんに話しかけながら母乳を与えて育てた子供は、幼稚園に入ってから社会性が伸びるのに対し、そうでない子供は不登園を起こしているという報告を聞いたことがある。赤ちゃんであっても、声を出し、言葉をかけて育てることが、子供を社会的にする秘訣であることは、今日的状況においてはとくに注目されてよい点である。

三　ルールの遵守と公徳心

子供は、幼稚園、小学校、中学校へと進むに従って、地域社会の中で活動の場を広げていく。登校、下校のとき、歩く子供もいればバスを利用する子供もいるであろう。中学生であれば自転車を利用する者もいるであろう。小学生は交通規則を正しく守っているが、自転車で通学する中学生のなかには、二列で道路の端を走っている者がいるのを見かけることがある。高校生のなかには、自転車の荷台の上に一人がたったままで、もう一人がハンドルを操作して走っている場合もある。いずれも、バス、トラック、乗用車、オートバイと接触し、横転する危険性は十分ある。とくに、雨天の夕方は一層危険であることは常識である。

交通ルールを守らないのは、子供よりもむしろ大人であろう。とくに、二十歳前後の若者と高齢者の交通事故による死亡は、毎日といってよいほど、どこかで起こっている。大人が交通ルールを守っていないのを見ると、子供たちは大人に対して激しい怒りを感じるに違いない。子供が規則正しく一列になって県道等の道の端を歩いて登校しているとき、乗用車がスピードを出し、その列に突っ込み、児童が重傷を負い、ときには死亡したというニュースを聞くことがある。反省すべきことは大人のマナーである。マナーがよくないのは、交通規則がなぜ設けられているか、その意味や理由が十分理解されていないからである。

交通規則はなぜ設けられているのであろうか。もしこれらの規則がなかったら、この社会はどうなるであろうか。いうまでもなく、それは危険と不安の社会でしかないであろう。これは、ホッブズの「自然状態」にたとえられるような、無秩序の社会であろう。そこには生命に対する権利は保障されていない。それは人権無視の社会である。このように考えるならば、交通規則は生命の安全を保障するために設けられたものであることがわかる。このことを理解することのできない人はいないであろうが、悲惨な交通事故が後を絶たないのはなぜであろうか。三つの問題が考えられる。

第一は、交通規則を守らなかったからといって、それは自分自身にとってあまり関係のないことであるかのように甘くみていることである。ルールを守ることが他人事のように受けとめられているのではないかということである。第二は、機械、とくに二輪車にせよ、四輪車にせよ、機械操作を誤れば、重大な事故を招くということがわかっていないことである。機械を甘くみているということである。その恐ろしさを知らないということである。第三は、交通ルールに限らず、社会のすべてのきまりや約束ごとについてその意味を問うことの大切さを自覚していないことである。社会の諸規則がなぜ設けられているか、疑問を次から次へと出し、思考を深める習慣を身につけることが大切である。このことはこれからの学校教育の重要な課題である。

交通規則を例にとって、次に問いの流れを紹介してみよう。

①　なぜ交通規則は設けられたのであろうか。
②　交通規則がなかったら社会はどうなるであろうか。
③　それを守らなかったら、自分はどうなるであろうか。
④　他人はそれによってどのような影響を受けるであろうか。
⑤　なぜ交通規則が守られないのか。

こうした問いかけを自由自在にすることができるようになれば、道徳的価値についての理解が一層深まるであろう。そうすれば、それを実現する意欲も起こるであろう。技術的には、6W1Hの疑問詞を用いて疑問を出し、話し合ったり、紙に書いたりすることによって問いの流れをつくることができる。問いができれば答えは自然に発見される。

次に、公徳心について考えてみよう。日本人は欧米人に比べて公徳心が低いことは、欧米を旅行した人からよく指摘される点である。朝、バスで通学する高校生のなかに、隣の座席にカバンを置いたまま眠っていたりする生徒がいる。電車の中でも二〜三歳の子供が靴をはいたままで座席に座り、ときには靴のままで座席の上に立ったり、座ったりする行動を見ることがある。そばに母親がいても靴を脱がせようと注意もしなければ、脱がす手伝いもしない。バスの中で、高齢者が乗車し、空席をさがしているときでも、座席を譲る高校生はほとんどいない。高校生にせよ、幼児にせよ、バスや電車を自分の家と同じように考えているのではないだろうか。親が公徳心についての理解があったならば、子供は幼児期から公共道徳を自然に身につけていくことができよう。

なぜ公徳心が低いのであろうか。これは二つの理由があるようにみえる。第一は、日本人には公私の区別が明確にできていないことである。第二は、日本人は互いに知っている人に対しては親切にするが、そうでない人に対しては無関心を装う傾向があるということである。まず、第一の理由から考えてみよう。日本社会は家族的社会とよばれてきた。そこに住んでいる人は互いによく知っているから互いに親切にし合う。お互いは信用されているから、少々の悪いことをしても許される。戦前の農村社会にはこうした傾向があった。戦後、この傾向は、国の減反政策と核家族化によって薄れていったかにみえたが、最近の不正事件を見ると、公私の区別はあいまいのまま残っているようにみえる。第二の理由は、知らないところでは悪いことをしてもかまわないという倫理感の欠如にある。たとえば、タバコの吸いがらや空き缶を車の窓から道や川に捨てるのは、未知の土地では多いようにみえる。その原因は、自分の家と庭以外のところであれば、どこへ捨てようと自由であると考えられていることに求められよう。「旅の恥はかき捨て」という考えが生まれるのも、幼いときから公共道徳が教えられてこなかったからである。

二十一世紀に入ると、完全学校週五日制が実施される。子供は地域社会の伝統的行事や各種イベントへの参加が求められる。こうした活動は子供が社会性（公徳心やマナー等）を身につける最善の機会である。親や教師はこの点を認識し、子供たちと共に活動し、これを支援する必要がある。

四　自由と責任、平等と個性

自由と責任は民主主義の基礎であるが、それについての認識はきわめて不十分である。自由といえば、権利を主張することのみを意味するかのように考えられ、それが自分で自分の意思を決定する能力であることを理解する人は少ない。自由は自己決定の力であるからこそ、それは責任と結びつくのである。この点を理解するためには、自己決定（意思決定）がどのようにしてなされるかを考える必要がある。まず、意思が決定されるためには、諸欲求の中から一つの欲求が決定されなければならない。この決定は、その欲求の対象（目的）を、いろいろな欲求の対象の中から選択するということである。諸欲求の対象の中から一つの対象が選択されるのであるから、なぜそれを選択したかについて説明ができるはずである。責任とはこの説明能力を意味する。

以上の点を一層理解するためには、自由が結果の予測に裏づけられていることを知る必要がある。自由は諸欲求の対象の中から一つの対象を選択し、これを実現する能力を意味する。欲求は行動として具体化されるのである。この場合、こうした行動は、別に考えられる他の行動よりもよりよいかどうか、あるいはそれは正しいかどうかが問われなければならない。「よりよい」とか「正しい」とかいう判断は、自分自身や他人にその行動がどのような影響を与えるかを考慮することによって可能である。結果の予測とは、自分がなそうと企てている行動を単独に考えることではなくて、他に考えられる諸行動と比較し、どちらが「よりよい」か、どちらが「正しい」かを予見することを意味する。自由が責任と結びつく第二の理由はここにある。

自由といえば、自分の自由のみを考え、他人の自由を忘れやすい。自分に自由の権利が与えられていると同じように、他人にも自由が与えられている。自由の名のもとに、もしそれに基づく行動によって他人の自由が侵害されたり、生命が奪われたりするならば、それは正しい意味での自由ではない。自分の自由は他人の自由と調和するものでなければならない。さきに、自分のなそうとする行動が他人にどのような影響を与えるかを、他の可能的行動と比較することによって考えることが責任の一つの重要な条件であるといったのは、他人の自由が考慮されているからである。人間は一人で生きているのではなくて、社会の一員として生きている。このことは、各人が平等な存在として社会を構成していることを意味する。各人が平等であることは、各人が平等な自由の主体であることを意味し、ここから各人の人権が尊重されなければならないという思想が生まれるのである。

以上のようにみてくると、自由は無制限の自由でもなければ、何をなしてもよいという自由でもないことが理解される。この点は、「共通善」と「積極的自由」との関係を考えることによって一層理解されよう。J・S・ミル、T・H・グリーン、J・デューイの自由論を検討するとき、われわれは改めて彼等の自由主義から多くの示唆を受ける。人間が社会の一員であることは、それぞれの立場において役割と義務とを分有していることを意味する。これらの種類や内容は違っているが、それらを果たすことによって共通善に貢献するのである。役割を果たし、義務を履行することによって、自分の善のみならず、他人の善も実現される。善は自分のそれと他人のそれとに分けられるものではなくて、自分にも他人にも共通し、相互的であるとグリーンは主張する。各人の諸能力の実現は、彼が社会の一員として共通善の分有を認識することによって、この善に貢献するとみられるのである。こうした自己実現は、「積極的自由」とよばれ、「消極的自由」から区別される。

われわれは以上の考察から自由が平等と表裏一体のものであることを確認することができる。この点を平等の視点から今少し考えてみよう。平等とは何であろうか。J・ロールズによれば、それは「平等な自由」とよばれる。平等の内実は自由なのである。その自由は、今までみてきたように、選択の自由であり、価値の主体的決定のことである。しかし、平等にはもう一つ意味がある。それは自由の機会への平等ということである。この点において、人間は誰もこうした「機会への平等」は保障されなければならない。

日本においては平等はどのように考えられてきたであろうか。それはすべての人を機械的に一律的に扱うこととして理解されてきた観がある。よくできる子供もそうでない子供でも同じように扱うことが平等であると理解されてきた。この理解は混同を含んでいる。それは人格を絶対的価値として平等に見ることと、生来の能力や身体等を同じものと見ることとの混同である。すべての人が平等に扱われなければならないのは前者の意味である。人間の能力、個性、身体は人によってすべて違っており、決して同一ではない。しかるに、これらを同一とみなして同じように扱うことは無理であり、子供にとって必ずしも幸福ではない。では、こうした差異をどう考えることが平等なのであろうか。この点、ロールズの『正義論』は示唆に富むものを含んでいる。

人々は能力、個性、身体において差がある。彼等を平等に扱うことは、第一に彼等の自己実現への機会を平等に保障することであり、第二に、彼等を一人ひとりその能力や個性に応じて伸ばすこととして理解されなければならない。「飛び入学」の制度が認められたことは、この意味において平等と矛盾しない。ただ、「数学・物理」にとくに優れた生徒だけが、高校二年生修了後、大学への道が開かれているだけであり、他の諸科目に傑出した生徒の「飛び入学」制度はまだ認められていない。この点において機会への平等は十分保障されてはおらず、これからの課題が残されている。

現代社会は、いじめや自殺、殺傷事件等の深刻な問題に直面しているが、これらを解決するためには、自由、生命、人格が人間にとって絶対的価値であることと、これを基本として一人ひとりの子供を生かし、伸ばすことを再検討する必要がある。

五　世界の中の日本と連帯感

二十一世紀がどのような時代になるかを予測することは十分できないが、国際的視点から考えるならば、国際交流が一層進み、諸国間において今よりも一層人や物が動くことが考えられる。自由化が一層進むであろうから、一国だけのことを考えていることは一層困難になる。二十一世紀を平和と繁栄に生きるためには、何が要求されるであろうか。

第一は国際交流を盛んにすることである。なぜこのことが大切であるかといえば、日本は島国であり、その歴史を見るとき、閉鎖的であったからである。明治維新以後、日本は近代国歌としてスタートして今日に至っているが、日本人の多くは対外認識において、今もきわめて不十分である。外国の文化や習慣を知る必要はこれから先ますます重要である。英会話を小学校のカリキュラムに導入しようとする動きが現れたことは、この意味において評価されてよい。しかし、英語教育は英会話ができれば十分であるというものではない。正しい英文法の理解に基づいた読み・書きができることが、英語の正しい表現力を養う基礎であることは、昔も今も何ら変わりはないことを忘れてはならない。国際交流の目的は異文化理解にある。語学はこれのための手段である。

第二は国際交流によって考える方法を知ることである。今日、日本人の海外旅行は毎年増加している。彼等は旅行によって何を学んで帰っているだろうか。それによって自分で改善したものがあるだろうか。遊びのための旅行もあってはよいが、学習の観点から外国の人や文化から学ぶものがなければ、海外旅行はあまり意味がないであろう。学ぶべき、最も大切なことは、諸外国の人々が考える方法である。この方法は、欧米人についていえば、ものをよく尋ねるということ、質問をするということである。日本人は人と話をするとき、あまり尋ねない。会話の組み立て方が欧米と日本では違うのである。この差異の重要性に気づいている日本人はどれくらいいるであろうか。もしこの点が十分認識されていたならば、学校における各教科の指導過程はもっと改善されてきたことであっただろう。何となれば発問の仕方が新しく工夫されたであろうからである。

国際交流による異文化理解が今日重要であるのは、それによって人類愛が高まり、世界の人々の間に連帯感が生まれるからである。それは人種的差別を解消することに大きく貢献する。日本においてはすでに、アジア諸国の人々と結婚する人が各地で見られ、また、アフリカ諸国の人々が日本人と結婚し、日本で活躍しているのが注目される。これからは、諸外国の人が日本にやってきて、いろいろな分野において日本人と協力することが多くなってくるであろう。逆に、日本人が諸外国に行き、現地の人々と協力して、経済的文化的活動をすることがますます多くなってくることであろう。こうした場合、要求されるのが人間愛とこれに基づく連帯感である。

しかし、日本人は外国に行ったとき、そこの国の人々の中へ容易に溶け込まない傾向がある。また、外国人が日本に来て滞在する場合、彼等を受け入れにくい気持ちが日本人にある。何がそうさせているのであろうか。日本人は、違った文化に対する一種の偏見をもっている。その偏見は、その文化が十分理解されていないことから起こっている。偏見の理由を問う思考習慣が身につくならば、その偏見は根拠を失うであろうと考えられる。この意味において、問いの習慣を身につけることは、異文化理解にとって不可欠である。これと関連してもう一つ大切なことがある。それは、外国の人々との積極的なコミュニケーションである。たとえば、英語の基礎学力があれば、簡単な手紙を書いたり、電話をかけたりすることはできる。問題は、こうした能力があっても、未知の外国人に手紙を書いたり、話しかけたりする日本人は多くはいないようにみえることである。日本人には「人見知り」の傾向がある。外国にいる日本人は日本人同士でかたまりやすい。外国に留学したり、勤務したりするとき、現地の人とどのくらい親しい人間関係づくりをしてきた人がいるであろうか。知人を何人外国にもっているであろうか。

以上の問題を解決するためには、すでに述べてきたように、幼児期から子供の社会性を育成する必要がある。その第一歩は、幼児期から自分のことは自分でするという主体性の習慣を形成することである。そうすれば、「理想の実現を目指して自己の人生を切り拓いていく」（中学校学習指導要領「道徳」）ことができよう。このようにして成長した子供であれば、他人の立場に関心をもつゆとりも生まれ、社会連帯の気持ちが高まると考えられる。人に頼ってばかりいるような子供は、やがては指示待ち族になっていくしかないであろう。その結果は子供がやがて矛盾を感ずるときがくるであろうということである。親や教師はこの点を十分理解し、家庭教育の大切さをもっと認識する必要がある。

この点において欧米における子育ての実状を研究することは、以上の諸問題を解決する上において多くの示唆を与えるであろう。イギリスでは、家の中でも外でも、親と子とが精神的に独立しており、親は子供が自立できるようにしつけている。具体例をあげて、詳しく説明することはここではできないが、乳母車を親が押すのではなく、子供（三〜四歳）が押している姿を一つとっても、イギリスと日本では、子育ての基本的考え方が全くといってよいほど違っていることは、注目されてよい点である。

参考文献

『道徳と教育』二九六・二九七号、日本道徳教育学会、一九九七年。
『教職研修三月号』教育開発研究所、一九九八年。
行安茂『21世紀に生きる力』北樹出版、一九九八年。

あとがき

本書は大学や短大における教養科目としての倫理学や哲学のテキストとして書かれたものであるが、大学の専門基礎科目としての、たとえば「人間学概論」や「生命倫理学入門」等のテキストとしても十分使用できるものと考えている。倫理学を専門とする著者はかねてから倫理学は現代の倫理的諸問題をとりあげ、これらを解決する理論を示すものでなければならないと考えてきた。倫理学の研究者はこの意味において生命倫理や環境問題、男女共同参画社会の推進や生涯学習、青少年問題や高齢者問題に対してもっと関心をもつ必要がある。筆者は「生命倫理」の問題を除く、これらの問題について岡山県や岡山市、倉敷市、その他県下の町村の関係委員会の委員、委員長、会長を勤め、地域社会の啓発に過去十数年以上微力を注いできた。「生命倫理」にかかわる公的仕事は未経験であるが、これまで関心はもってきた。そのためもあって、今回、勉強のつもりで初めて生命倫理の一端にかかわる原稿を書いたわけである。

本書の第一部は、脳死と臓器移植を中心とした倫理的問題を論じたものである。生命倫理の内容としては狭く、決して十分であるとはいえないが、現代日本において最も注目されている脳死および臓器移植の問題をとりあげることによって、生と死について学生諸君と共に考えてみたい。本書は、生命倫理にかかわる諸問題を深く、広く考えることを目的としており、今すぐ役立つようなマニュアルを示すことをめざしてはいない。各人は生と死について深く考え、自分なりの死生観をもつことができれば、生命倫理の問題を解決する近道であると筆者は考えているからである。

第二部は逃避と自己実現との関係を考察することによって、人間の本性は逃避であるのか、それとも積極的活動であるのかという問題に答えようとするものである。こうした問題がとりあげられるのは、いうまでもなく、いじめや不登校といった逃避の問題が現代社会の大きな問題になっているからである。これは青少年にのみ限られるものでなく、現役として働いている人や退職後の人においても生きることからの逃避として共通するものがあるからである。こうした問題の解決のために本書は過去の数人の違ったタイプの哲学者の思想を考察することによって現代にどう生きるかを共に考えることをめざしている。倫理学や哲学は、過去の哲学者の思考過程の中へはいることによって、学習者の思考を深め、広めることができる。本書はこうした考えに立って、組み立てられているので、学生諸君は知識を憶えることだけにとどまらず、自分で自己の生き方を考えるように読んでほしい。

本書の第一部および第二部の中の論文の初出およびそれらの中の一部改題は左のとおりである。

第一部

「倫理と宗教」(「生と死——倫理と宗教との関係——」改題、行安茂『21世紀に生きる力』北樹出版、一九九八年)

「現代社会とストレス——心の平静の問題——」(「仕事とストレス——心身の調和の問題——」改題、同書)。本文一部修正。

第二部

「民主主義と正義」(日本デューイ学会『紀要』第39号、一九九八年)

「二十一世紀と日本人の課題」(「社会生活と心の教育の内容」改題、『心の教育実践体系9』日本図書センター、

一九九九年）

最後に、本書の出版を快諾していただいた北樹出版の登坂治彦氏に対して心から感謝の意を表し、お礼の言葉としたい。

平成十二年四月十五日

著　者

参考文献

一　E・フロム（谷口隆之助・早坂泰次郎訳）『人間における自由』東京創元社、一九五五年、一九七二年第二七版（改訳）
二　ヒルティ（草間平作訳）『幸福論』第一部、岩波文庫、一九三五年、一九六一年第三三刷改版
三　神谷美恵子『生きがいについて』著作集I、みすず書房、一九八九年
四　加茂直樹『生命倫理と現代社会』世界思想社、一九九一年
五　水谷弘『脳死論──生きることと死ぬことの意味──』草思社、一九九二年
六　レーナ・マリア・ヨハンソン『マイライフ』いのちのことば社、一九九三年
七　星野一正『医療の倫理』岩波新書、一九九六年
八　小林司『「生きがい」とは何か──自己実現へのみち』日本放送出版協会、一九九七年
九　加藤尚武『二十一世紀のエチカ』未来社、一九九八年
十　乙武洋匡『五体不満足』講談社、一九九九年
十一　加藤尚武・加茂直樹『生命倫理学を学ぶ人のために』世界思想社、一九九九年
十二　野本亀久雄『臓器移植』ダイヤモンド社、一九九九年
十三　水谷弘『脳死──ドナーカードを書く前に読むことの意味──』草思社、一九九九年
十四　柳田邦男『犠牲』文藝春秋、一九九九年
十五　梅原猛『脳死は本当に人の死か』ＰＨＰ研究所、二〇〇〇年

著者紹介

行安　茂（ゆきやす　しげる）

1931年　岡山県に生まれる
1961年　広島大学大学院文学研究科博士課程（倫理学専攻）修了
現　在　くらしき作陽大学教授
岡山大学名誉教授　文学博士
著　書『グリーンの倫理学』（明玄書房）
『トマス・ヒル・グリーン研究』（理想社）
『自己実現の道徳教育』（山陽図書出版）
『綱島梁川の生涯と思想』（共編　早稲田大学出版部）
『T・H・グリーン研究』（共編　御茶の水書房）
『価値選択の道徳教育』（以文社）
『デューイ倫理学の形成と展開』（以文社）
『H・シジウィク研究—現代正義論への道』（編　以文社）
『自己実現の道徳と教育』（以文社）
『綱島梁川—その人の思想』（大空社）
『21世紀に生きる力』（北樹出版）
『近代イギリス倫理学と宗教—バトラーとシジウィック—』
（編　晃洋書房）

生命倫理の問題と人間の生き方

2000年10月1日　初版第1刷発行
2018年4月20日　初版第9刷発行

著　者　行　安　　茂
発行者　木　村　哲　也

・定価はカバーに表示印刷　富士見印刷／製本　新里製本

発行所　株式会社　北　樹　出　版

〒153-0061　東京都目黒区中目黒1-2-6　電話(03)3715-1525(代表)
振替00150-5-173206

ISBN4-89384-775-9

中村友太郎・関根靖光
小林紀由・瀬本正之　編著

環境倫理

「いのち」と「まじわり」を求めて

自然との「共生」の概念を、どれだけ実生活に引き寄せられるか。環境倫理は現代日常生活の根幹をなす教育的課題といえる。倫理、科学、教育とさまざまな総合的な考察を試み、今後の展望を見通した。

A５上製　215頁　2330円（571-3）　[1996]

三浦誠一　著

滅びのアテナ

自然と人間社会とのかかわり

自然と人間社会の関わりの全体を可能な限り見渡し、問題の所在をみきわめようと試みた労作。生命圏のしくみとそれに対する人間のまなざし、文明社会との軋轢とありうべきシナリオまで精緻に論究。

四六上製　350頁　3800円（666-3）　[1998]

行安　茂　著

21世紀に生きる力

その哲学と教育

能力、自由と責任、平等、生きがい、生と死といった哲学的諸問題を現代教育に不可欠な「生きる力」の視点から考察する第一部を踏まえ、第二部ではそれを育てる道徳教育のあり方を論究する。

A５上製　222頁　2600円（649-3）　[1998]

小松奈美子　著

生命倫理の扉 [新版]

生と死を考える

「人間が生き、そして死ぬということはどういうことか」の問題について、癌の告知、ターミナル・ケア、脳死、臓器移植、人工受精などをさまざまな角度から考える。患者側からの医療者へのメッセージ。

四六並製　171頁　1600円（655-8）　[1998]

山崎広光　著

〈いのち〉論のエチカ

生と死についての23講

生命を操作する技術を獲得した現在、さまざまな文学作品や思想的営為を素材とし、あらためて〈いのち〉を一人ひとりの問題として問い直した好著。現代のいのちを考える手引として、一読してほしい。

四六上製　207頁　1900円（471-7）　[1995]

棚橋　實　編著

いのちの哲学 [改訂版]

いま生命倫理に問われているもの

「いのち」再考のてびき。いま論争を巻き起こしている、いのちの自己決定権、生殖における生命操作、高齢者、障害者のあり方について、哲学面から、また実際の様々なケースに基づき実践面から考察。

A５上製　171頁　2400円（683-3）　[1998]

宇佐神正明　著

よりよく生きるために

人類的伝統と共生の間

21世紀を目前に会社主義社会といわれるほどの機能優先の社会形成と近代化の追求を批判。日本の全体像を問い直し、共同体の再構築と地域に根差した人間性の回復を通じ、国民·国家再生の可能性を探る。

A５上製　247頁　2700円（580-2）　[1996]

高月義照　著

人　間　学 [増補版]

こころの地動説

めざましく推移する現代の情報化社会の根底にあるものは何か。いま私たちはどのような方向を目指すべきなのか。科学と社会技術を介しての人間と自然の関わりを論究しながら、人間の生き方を考える。

四六上製　234頁　2400円（349-4）　[1994]

関根　透・竹内善一　著

人間探究の流れ

西洋倫理学のきめ細やかな入門書。ギリシア、中世、ルネサンス、·理性の時代から現代まで、時代の中での先人の叡智のあり方を概観。先哲の遺産を媒介に、錯綜した時代に自らの活路を切り拓くための手引書。

四六上製　208頁　2300円（589-6）　[1997]